Samwel Boaz Otieno

O selénio e a epidemiologia do VIH

Samwel Boaz Otieno

O selénio e a epidemiologia do VIH

ScienciaScripts

Imprint

Any brand names and product names mentioned in this book are subject to trademark, brand or patent protection and are trademarks or registered trademarks of their respective holders. The use of brand names, product names, common names, trade names, product descriptions etc. even without a particular marking in this work is in no way to be construed to mean that such names may be regarded as unrestricted in respect of trademark and brand protection legislation and could thus be used by anyone.

Cover image: www.ingimage.com

This book is a translation from the original published under ISBN 978-3-659-82509-5.

Publisher:
Sciencia Scripts
is a trademark of
Dodo Books Indian Ocean Ltd. and OmniScriptum S.R.L publishing group

120 High Road, East Finchley, London, N2 9ED, United Kingdom
Str. Armeneasca 28/1, office 1, Chisinau MD-2012, Republic of Moldova, Europe
Printed at: see last page
ISBN: 978-620-8-13023-7

AGRADECIMENTOS

Esta tese surgiu devido ao meu interesse pelo tema da saúde comunitária, especialmente pela patogénese da SIDA. A minha contribuição é apenas uma pequena parte, pois muitas outras pessoas contribuíram para o sucesso deste trabalho. Devo muito à orientação e supervisão do Professor Fredrick Were do Departamento de Pediatria da Faculdade de Medicina da Universidade de Nairobi, do Professor Ephantus Kabiru da Faculdade de Saúde Pública da Universidade Kenyatta e do Dr. Waza Kaunda, Diretor da Fundação Kenneth Kaunda Children of Africa da Zâmbia. Estou muito grato a eles pela orientação académica e profissional e pelas críticas construtivas durante todo o período do estudo. Muitas pessoas merecem uma menção especial pela parte que contribuíram para a investigação durante a preparação desta tese, o Dr. Kenneth Kaunda, antigo Presidente da República da Zâmbia, pelo apoio financeiro e material e pelo encorajamento pessoal durante o período de investigação. Os meus agradecimentos à minha mulher Ruth e às minhas filhas Susan, Grace e Caren pelo amor e apoio que me deram durante os meus estudos. Agradeço-lhes também, em especial, por me lembrarem constantemente de estudar, apesar de, por vezes, não terem tido a minha companhia. Os meus agradecimentos especiais vão para os meus pais, Boaz Aora Opundo e Rosbella Aora, que se sacrificaram muito para me levar à escola; reconheço o seu amor e esforços com profundo apreço. Reconheço também o apoio das seguintes pessoas que, direta ou indiretamente, contribuíram para o meu sucesso: Os antigos Secretários Permanentes do Ministério do Desenvolvimento Pecuário, Sr. Kenneth Lusaka e Dr. Jacob Ole Miaron, a antiga Secretária Adjunta Sénior, a falecida Sra. Margaret Nyandong, por me terem dado autorização para estudar, Edwin Lwanya, o Oficial de Campo do Conselho Nacional de Controlo da SIDA em Nyanza e as Viúvas e Órfãos de Orongo, por me terem permitido realizar a investigação no seu Centro, A Sra. Rose Luvonga, enfermeira do Hospital Distrital de Kisumu, pelo seu apoio durante a investigação; o Professor Barry Hurwiz, da Universidade Estadual de Miami, o Dr. Futoshi Yamauchi, do Instituto Internacional de Investigação sobre Políticas Alimentares, o Dr. Graham Lyons, da Universidade de Adelaide, o Professor Thom Jayne, da Universidade Estadual de Michigan, e o falecido Professor Harold Foster, da Universidade de Victoria, no Canadá, pelo seu encorajamento durante os meus estudos.

ÍNDICE DE CONTEÚDOS

DEFINIÇÃO DE TERMOS OPERACIONAIS

ApoER2 Low density lipoprotein recetor-related protein8,a surface protein recetor in humans is encoded by LRP8.

Ponto de corte - Níveis de risco pré-determinados utilizados para diferenciar entre segmentos da população mal nutridos e adequadamente nutridos.

Epi-Info Soft Ware - Uma série de programas para microcomputadores produzidos pelo CDC e pela OMS para o tratamento de dados epidemiológicos em formato de questionário e para a organização de projectos de estudo e resultados em texto e tabelas que podem fazer parte do relatório.

GPXTOs codões do gene codificador da selenoproteína GSH-px humana

Potência Probabilidade de, se duas populações diferirem, as duas amostras mostrarem uma diferença significativa $(1-\beta)$.

SEPP1 Os codões do gene codificador da selenoproteína P1 humana

Baixo peso; uma condição medida pelo peso para a idade, que também actua como uma medida do atraso de crescimento e da perda de **peso**.

Peso para a idade Um índice de subnutrição a curto e longo prazo, também designado por subnutrição.

Weight For Age Z-Score Uma medida estatística da distância, em unidades de desvios padrão, do valor da média.

RESUMO

Observou-se que a prevalência do Vírus da Imunodeficiência Humana está inversamente relacionada com os níveis de selénio nos alimentos. Inquéritos Demográficos e de Saúde mais recentes mostraram que, apesar de a prevalência do VIH ter diminuído para metade no Quénia, a prevalência no condado de Kisumu continua a ser o dobro da prevalência nacional, o que sugere que podem existir outros factores envolvidos na epidemiologia do VIH no condado. A hipótese deste estudo era a de que a ingestão de selénio não provoca uma progressão rápida para a SIDA em crianças infectadas pelo VIH no condado de Kisumu. O objetivo principal era determinar o efeito da ingestão de selénio de levedura nas células T CD4 e na pontuação Z de peso para a idade em crianças seropositivas (3-16 anos). Neste estudo, um total de 68 crianças VIH positivas foram registadas no estudo para avaliar a eficácia do selénio. Foi administrado selénio de levedura (50μgm) a 34 crianças, enquanto as restantes 34 receberam um placebo. Foram recolhidas amostras de sangue e peso de ambos os grupos em intervalos de 3 meses, de 0, 3 meses e 6 meses. As amostras de sangue foram analisadas pelo Enzyme Linked Immunosorbent Assay para células CD4T, enquanto a pontuação Z do peso para a idade foi analisada pelo Epi.Info versão 3.4 e pelo SPSS versão 16 para determinação da significância.No estudo, foi demonstrado que as crianças que tomavam selénio apresentavam uma melhoria progressiva do WAZ, que era significativamente diferente aos seis meses entre as crianças que tomavam selénio e os controlos $\{F(5,12) = 5,758, P=0,006\}$. Utilizando -2 desvios-padrão das pontuações Z como medida de corte, 15% dos rapazes e nenhuma rapariga que tomavam selénio eram desperdiçados aos seis meses. Entre os controlos, 64% dos rapazes e 38% das raparigas estavam emaciados aos seis meses. As crianças que receberam selénio tiveram um aumento de peso de até 2,5 quilogramas em seis meses. Verificou-se um aumento médio significativo da contagem de células T CD4 aos seis meses entre as crianças que tomavam selénio,$\{t(1, N=30) = -2,943, p=0,006\}$ em comparação com os controlos correspondentes $\{t =(1,N=30) =1,258\ p= 0,0,0218\}$. A contagem de células T CD4 aumentou em todos os grupos etários no teste, 3-5 anos (+ 267,1), 5-8 anos (+200,3) 9-15 anos (+71,2) células/mm^3 . Nos controlos correspondentes, foi observada uma diminuição em todas as categorias etárias, 3-5 anos (-71), 5-8 anos (125) e 9-13 anos (-10,1) células/mm^3 . Não se verificou uma diferença significativa na contagem de células T CD4 entre rapazes $\{F(2, 32) = 1,531\ p= 0,232\}$ e entre raparigas $\{F(2, 49) = 1,040, p= 0,361\}$ e entre rapazes e raparigas $\{F(5, 81) = 1,379, p= 0,241\}$ entre as crianças em teste. Da mesma forma, não foi observada qualquer diferença significativa entre rapazes e raparigas $\{F(5, 86) = 1,168, p= 0,332\}$ nos controlos emparelhados. No grupo de teste, verificou-se uma correlação positiva significativa entre o peso para a idade (WAZ) e a contagem de células T CD4 $p=0,007$, $R^2 = 0,252$, $F<0,05$, $\beta =252,23$. Observou-se uma correlação significativa entre a pontuação do peso para Z e a contagem de células T CD4 $\{t(2, N=27) = 2,94\ p=0,007\}$ com $\beta = +252,23$ e R^2 ajustado de 0,2016.Nos controlos emparelhados, não se observou uma correlação significativa entre o peso para a idade Z-Score e a alteração da contagem de células T CD4 aos seis meses $\{t(2, N=26) =0,08\ p=0,934\}$ com um coeficiente β de +3,366 e um R ajustado^2 =0,0337 .Não se observou uma correlação positiva entre a contagem de células T CD4 e o sexo nas crianças que tomavam selénio $\{t(2,27) = -0,69\ p=0,0,495\}$ com um coeficiente β de -138,23. Do mesmo modo, num controlo correspondente, não se verificou uma correlação significativa entre a contagem de células T CD4 e o sexo $\{t(2, N=26) = -0,90\ p= -0,380\}$ com um coeficiente β de -135,50.A maioria (96,78%) das crianças testadas manteve-se ou progrediu para a fase imunológica I da OMS. Recomenda-se que o selénio seja administrado como suplemento às crianças seropositivas nos estádios clínicos I a III da OMS, como forma de atrasar a progressão para o estádio IV da OMS.

CAPÍTULO 1 : INTRODUÇÃO

1.1 Informações de base

O VIH é um grave problema de saúde mundial, e mais de 34 milhões de pessoas vivem atualmente com a infeção (UNAIDS, 2007), sendo a África Subsariana a região com o maior fardo da infeção. O Quénia tem atualmente 1,4 milhões de pessoas que vivem com o vírus (NACC., 2011), das quais 258.000 são crianças dos 0 aos 14 anos e cerca de 1,2 milhões são adultos. A taxa anual de infeção é de 90 000 pessoas e a taxa de mortalidade é de 60 000 pessoas por ano. Por conseguinte, o regime de tratamento para prolongar a vida dos infectados pode ser muito benéfico para as pessoas infectadas no Quénia.

Há muito que as carências nutricionais são reconhecidas como um problema importante entre as pessoas infectadas com VIH (Beach *et al.*, 1992). As carências de micronutrientes têm sido associadas a uma progressão mais rápida da doença do VIH e a uma maior mortalidade relacionada com o VIH (Semba *et al.*, 1993). Em alguns estudos, a toma de suplementos de micronutrientes atrasou o aparecimento da SIDA e melhorou a sobrevivência, o que sugere que se trata de uma estratégia simples e barata para abrandar a infeção (Jiamton *et al.*, 2003). O oligoelemento selénio foi proposto como nutriente-chave entre as pessoas que vivem com o VIH (Foster.,2000). A deficiência bioquímica de selénio tem sido associada a um aumento da mortalidade entre as pessoas infectadas pelo VIH (Kupka *et al.*, 2004; Baum *et al.*, 1997, Constans *et al.*, 1995), com uma progressão acelerada da doença pelo VIH através do aumento da carga viral (Hurwitz *et al.*, 2007). O selénio, como micronutriente anti-oxidante, é um elemento essencial das selenoproteínas, incluindo a selenoproteína P e a glutationa peroxidase. Em doentes seropositivos, a diminuição do selénio sérico tem sido associada a uma diminuição das células T CD4, a uma SIDA mais avançada e a uma maior mortalidade (Look *et al.*, 1997). O selénio desempenha um papel importante no sistema imunitário, tanto na imunidade inata como na ativa. Afecta os sistemas de defesa anti-oxidante, o metabolismo das hormonas da tiroide e o controlo redox e o sistema proteico (Gibson *et al.*, 2005). O selénio está presente no solo e entra na cadeia alimentar através das plantas (GART., 2007). A ingestão alimentar depende tanto da disponibilidade de selénio no solo como do tipo de culturas (Dumont *et al.*, 2006). A avaliação da ingestão alimentar é, portanto, um indicador indireto da possível ingestão de selénio a partir dos alimentos, caso estes sejam adequados. A interpretação de estudos observacionais que utilizam concentrações plasmáticas de selénio para determinar a deficiência pode ser limitada por factores de confusão devido a preditores de resultados adversos que também podem afetar as concentrações de selénio, como a resposta de fase aguda à infeção (Drain *et al.*, 2006). Ao mesmo tempo, vários factores afectam a biodisponibilidade do selénio a partir da dieta, pelo que, para avaliar o efeito clínico real, um estudo clínico aleatório controlado de doentes seropositivos que utilizem uma quantidade conhecida pode indicar o seu efeito imunológico real, que se reflecte quer na melhoria do estado nutricional WAZ quer na melhoria da contagem de células T CD4. Este estudo foi concebido para investigar o benefício imunológico da administração de selénio a crianças seropositivas através do rastreio das contagens de células T CD4, da pontuação Z do peso para a idade e do estadiamento clínico da doença pela OMS.

1.2 Declaração do problema

O Quénia tem um número total de adultos infectados de 1,4 milhões, dos quais 258.000 são crianças até aos 14 anos. A epidemia de VIH e SIDA no Quénia resultou num aumento de 30% da mortalidade em bebés e crianças pequenas (NASCOP., 2005). Isto fez com que um terço de todas as mortes de bebés fosse atribuído à SIDA. Nos doentes seropositivos, a diminuição do selénio sérico foi associada a uma diminuição das células CD4T, a uma SIDA mais avançada e a uma maior mortalidade, pelo que constitui um fator de risco de mortalidade mais importante do que a contagem de células T CD4 Foster *et al.*,2002. Isto torna necessário investigá-lo numa zona de prevalência elevada e persistente do VIH (15%) como o condado de Kisumu. O efeito do selénio em doentes seropositivos nas populações do Quénia não é claro, e vários estudos (Kupka *et al.*,2008). Drain *et al.*, 2006) efectuados na região não chegaram a uma conclusão clara sobre o seu efeito. Além disso, metade da população do Quénia é constituída por crianças, das quais cerca de 10,9% são órfãs, estimando-se que 11% sejam órfãos totais sem quem lhes preste cuidados (NASCOP.,2005).

1.3 Justificação do estudo

No Quénia, surgiram estirpes de VIH resistentes aos medicamentos, o que tem sido atribuído a vários factores, entre os quais a toxicidade notificada, a falta de cumprimento dos medicamentos devido a um fornecimento inconsistente e a atenuação da força do vírus (Birbeck, 2007; Birbeck *et al.*, 2009; Kvalsund *et al.*, 2009). Foi registado um elevado número de partos prematuros em mulheres grávidas seropositivas que receberam uma terapêutica antiviral combinada com e sem inibidores da protease (Zwik *et al.*, 2000). Foi notificada a ocorrência de disfunção mitocondrial, doença neurológica grave, anomalias bioquímicas e morte em oito bebés não infectados no útero ou expostos no período neonatal e em adultos infectados que tomavam Zidovudina com ou sem Lamivudina (Mitsuya *et al.*, 1989). Por conseguinte, para um grande número de bebés no Quénia (157 000) que podem ser protegidos contra a infeção pelo VIH-1, o benefício está também associado ao risco de exposição a medicamentos com efeitos tóxicos desconhecidos a longo prazo. O impacto deste estudo no condado de Kisumu será benéfico não só para a gestão da SIDA, mas também para a política de saúde pública e a economia do país.

1.4 Questões de investigação

(a) Como é que a ingestão de selénio afecta o nível das contagens de células T CD4 em crianças seropositivas assintomáticas de 3 a 16 anos de idade, que se encontram na fase 3 da OMS e abaixo, em Nyamasaria?

(b) Como é que a suplementação de selénio a crianças assintomáticas seropositivas de 3-16 anos de idade na fase 3 da OMS e abaixo, em Nyamasaria, afecta a pontuação Z de peso para a idade?

(c) Como é que a ingestão de selénio de levedura afecta as contagens de células T CD4 entre diferentes grupos etários de crianças assintomáticas seropositivas de 3-16 anos em Nyamasaria?

(d) Qual é o efeito da ingestão de selénio de levedura por crianças assintomáticas seropositivas de 3-16 anos de idade na pontuação WAZ de diferentes sexos?

(e) Qual é o teor de selénio dos alimentos consumidos pelas crianças seropositivas?

3 anos a 16 anos em Nyamasaria ?

1.5 A hipótese de investigação

A ingestão de selénio não afecta a progressão da doença em crianças assintomáticas com VIH e SIDA positivas em Kisumu, Quénia.

1.6 Objectivos

1.6.1 Objetivo geral

Estudar o efeito do selénio de levedura na progressão do VIH-1 em crianças sintomáticas infectadas com 3-16 anos de idade em Nyamasaria.

1.6.2 Objectivos específicos

(a) Determinar o efeito da ingestão de selénio de levedura na contagem de células CD4T em crianças assintomáticas seropositivas com 3-16 anos de idade em Nyamasaria.

(b) Determinar o efeito da ingestão de levedura de selénio na pontuação WAZ de crianças assintomáticas seropositivas de 3-16 anos de idade em Nyamasaria.

(c) Determinar o efeito do selénio de levedura na contagem de células T CD4 de diferentes sexos de crianças seropositivas assintomáticas de 3-16 anos de idade em Nyamasaria que tomam selénio de levedura.

(d) Determinar os efeitos do selénio de levedura na pontuação WAZ de diferentes sexos de crianças seropositivas assintomáticas de 3-16 anos de idade em Nyamasaria.

(e) Determinar o teor de selénio nos alimentos consumidos por crianças dos 3 aos 16 anos de idade em Nyamasaria.

1.7 Quadro concetual

Quando as células utilizam o oxigénio para gerar energia, são criados radicais livres como consequência da produção de trifosfato de adenosina pelas mitocôndrias (Lien *et al.*, 2008). Estes subprodutos são espécies reactivas de oxigénio (ROS) ou espécies reactivas de azoto (RNS) que resultam deste processo (Lien *et al.*, 2008). As ROS e as RNS são produzidas por processos enzimáticos ou não enzimáticos. Os processos enzimáticos incluem a cadeia respiratória, a fagocitose, a síntese de prostaglandinas e o sistema do citocromo 450. Os processos não enzimáticos incluem a radiação ionizante e a fosforilação oxidativa nas mitocôndrias (Behzad *et al.*, 2009).

Em concentrações elevadas, geram stress oxidativo que pode danificar todas as estruturas celulares (Lien *et al.*, 2008). O corpo humano dispõe de vários mecanismos para contrariar o stress oxidativo através da produção de antioxidantes, que são endógenos ou exógenos nos alimentos. Os antioxidantes actuam como eliminadores de radicais livres, prevenindo e reparando os danos causados pelas ROS e RNS, melhorando assim a resposta imunitária (Behzad *et al.*, 2009).

O selénio desempenha um papel essencial nas respostas imunitárias inatas e humorais (GART., 2007). A deficiência ocorre devido à baixa ingestão de alimentos (Otieno *et al.*, 2014) e a práticas culturais que incentivam a ingestão de alimentos deficientes em selénio. Além disso, a deficiência também ocorre devido a doenças que levam a perturbações no metabolismo do corpo. A deficiência de selénio conduz ao stress oxidativo, uma condição em que os danos celulares são causados pelo oxigénio e por oxidantes derivados do oxigénio (Melse-Boonstra *et al.*, 2007). O stress oxidativo pode aumentar em determinadas condições, como a exposição a infecções virais, o que provoca danos nas células. O superóxido (O_{2-}) e o peróxido de hidrogénio (H_2O_2) são as espécies reactivas de oxigénio (ERO) mais comuns e presume-se que contribuam para a patogénese de várias doenças humanas (Lien *et al.*, 2008). Os antioxidantes inibem ou retardam a oxidação do ADN, dos lípidos das membranas e das proteínas, incluindo o selénio (Stehbens., 2004).

A entrada de vírus nas células perturba a bioquímica normal do retículo endoplasmático e das mitocôndrias, provocando a produção de ROS e a depleção de anti-oxidantes (Stehbens.,2004). No início da infeção, os fagócitos libertam quantidades crescentes de ROS, o que leva a um aumento da peroxidação lipídica das membranas celulares e a danos oxidativos. A peroxidação lipídica contribui para a progressão da doença através da redução da atividade anti-oxidante, apoiando assim a continuação da replicação viral (Stehbens.,2004).

No caso das células T CD4, isto leva a uma rápida destruição programada mediada por genes (apoptose) e a vários distúrbios metabólicos, incluindo deficiência de tri-iodotironina, mau funcionamento das células epiteliais intestinais e diminuição da atividade dos macrófagos, aumento dos danos no ADN, o que leva à mutação do ARN viral (Foster, 2002). Isto conduz ainda a uma diminuição da imunidade nos doentes infectados pelo VIH e a uma rápida deterioração para SIDA, uma espécie de mecanismo de retroalimentação positiva. A carência de selénio também leva a perturbações no metabolismo da glândula tiroide que conduzem a uma carência de Trioxina (T3) (Korle.,2009). A T3 é necessária para estimular a deposição de proteínas através de um processo mediado por genes. A sua deficiência leva à perda de peso, a danos no tecido da tiroide por ROS, o que complica ainda mais os resultados da doença (Figura 1.1).

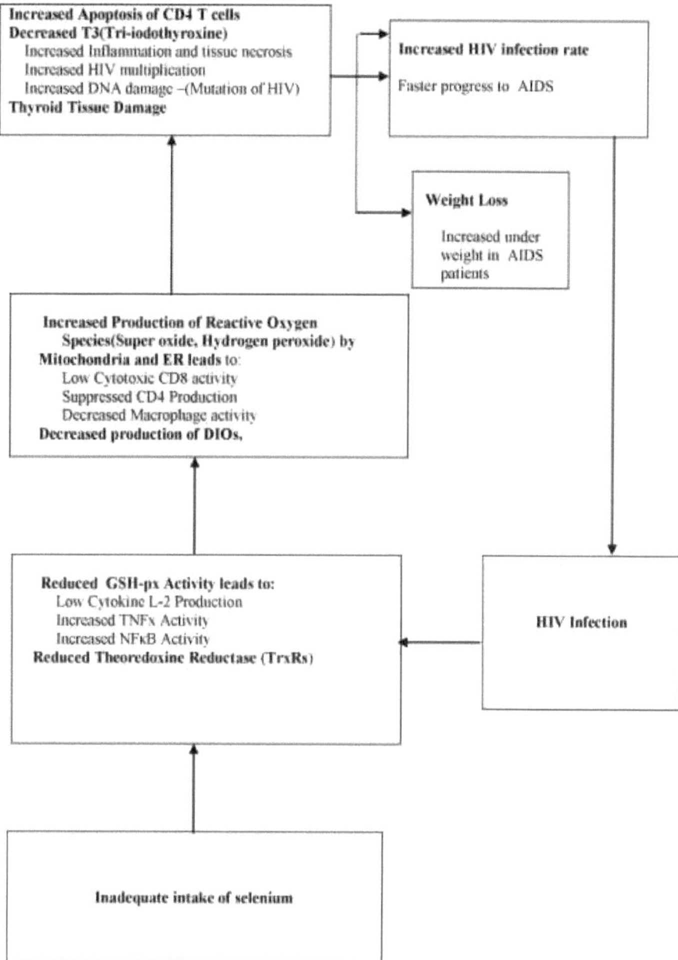

Figura 1.1; Quadro concetual baseado em Otieno *et al.,* 2014

1.8 Importância do estudo

1.8.1 Gestão do VIH/SIDA

Este estudo contribui para a compreensão dos efeitos da administração de selénio a crianças seropositivas, sendo que a levedura de selénio fornecida está normalmente disponível em farmácias como suplemento nutricional. Este estudo mostra que a suplementação com selénio leva a um aumento do ganho de peso e a um aumento da contagem de células CD4 ($p<0,05$) entre a linha de base e a amostragem de seis meses, e atrasa a progressão dos doentes com SIDA, como se pode ver pela melhoria do estadiamento clínico da OMS e do WAZ-Score.

1.8.2 Custo da gestão do VIH/SIDA

O selénio de levedura é barato e, por conseguinte, pode ser fornecido indefinidamente a doentes com SIDA, o que o torna adequado em países como o Quénia, onde o elevado custo dos medicamentos e das infra-estruturas limita, de facto, qualquer ação do Governo e dos doadores para financiar medicamentos para doentes com VIH/SIDA. O tratamento da SIDA, que reflecte o equilíbrio entre os interesses públicos e privados, pode então ser gerido pelo selénio como uma alternativa mais barata.

CAPÍTULO 2 : REVISÃO DA LITERATURA

2.1 Prevalência global do VIH

As taxas de mortalidade de adultos em idade ativa em muitos países da África Oriental e Austral mais do que duplicaram desde 1980 (UNAIDS., 2003). Há provas irrefutáveis de que este aumento dramático da mortalidade relacionada com esta doença, especialmente entre os 15 e os 49 anos, se deve ao VIH e à SIDA (Jayne *et al.*, 2004). A esperança média de vida diminuiu na África Subsariana para 46 anos (Topouzis., 1998). A África Subsariana alberga pouco mais de 10% da população mundial, mas tem mais de 60% (24,5 milhões) de todas as pessoas que vivem com o VIH no mundo. Calcula-se que 2,7 milhões de pessoas na região tenham sido infectadas recentemente, enquanto 2,0 milhões de adultos e crianças morreram de SIDA (UNAIDS., 2006). Estima-se que destruirá 2-5% da população produtiva todos os anos durante os próximos 20 anos (Jayne *et al.*, 2010). A esperança de vida nos países menos desenvolvidos aumentou de 40 para 63 anos entre 1950 e 1990, em resultado dos investimentos dos governos e da comunidade internacional na melhoria da qualidade de vida (Kajuna., 2009). No entanto, o VIH inverteu este ganho, sendo a esperança de vida nos países mais atingidos, como o Quénia, a Zâmbia e o Zimbabué, 10 a 20 anos mais curta do que teria sido. Apesar dos ganhos obtidos com a utilização generalizada de medicamentos anti-retrovirais, as taxas de insucesso do tratamento são muito elevadas, tendo sido registados em alguns estudos 50%, 70% e 80% no primeiro, segundo e terceiro ciclos, respetivamente (Kajuna., 2009).

2.1.1 Situação do VIH e da SIDA no Quénia

O primeiro caso autóctone de VIH/SIDA no Quénia foi notificado em 1984 (Baltzar., 1996; Wekesa., 2000; FFPS., 2001). Em 2006, cerca de 1 260 000 quenianos estavam alegadamente infectados com o VIH, sendo que cerca de 75% dos infectados se encontravam nas zonas rurais, o que representa um fardo para as comunidades agrícolas. Por conseguinte, embora a prevalência seja mais elevada nas zonas urbanas (7,0%), o número total de pessoas infectadas pelo VIH é mais elevado nas zonas rurais (NACC., 2007). Algumas estimativas de 1999 revelaram que mais de metade das crianças do grupo etário de 15 anos ou mais perderam um dos pais em alguns distritos (Odiwuor., 2000). Nyanza tem as taxas de mortalidade mais elevadas, tanto nos bebés como nos grupos etários com menos de cinco anos, seguida da província ocidental (Kenya., 2002). A prevalência do VIH/SIDA no Quénia distribui-se de forma desigual, com algumas zonas a registarem uma prevalência de até 31% (NACC., 2004), o que suscitou questões sobre os factores exactos que conduzem a esta elevada prevalência sustentada.

2.1.2 Tendências da prevalência do VIH no Quénia

O Inquérito sobre Indicadores de SIDA no Quénia (KAIS., 2007) estimou que 1,4 milhões de quenianos são seropositivos, sendo a prevalência nacional de 7,4% entre as pessoas com idades compreendidas entre os 15 e os 49 anos. As diferenças entre os sexos na prevalência são mais acentuadas na faixa etária dos 15 aos 24 anos. Entre as mulheres jovens, a prevalência para o grupo etário é de 6,1%, em comparação com a dos homens, que é de 1,5%. Isto tende a sugerir que as novas infecções ocorrem principalmente entre as mulheres jovens (KDHS., 2005). A prevalência do VIH nas mulheres atinge o seu pico aos 30-34 anos, em comparação com os homens aos 40-44 anos. Este facto está subjacente a um enorme fardo da epidemia entre as mulheres até aos 39 anos de idade, quando o rácio entre as diferentes mulheres e os homens passa a ser de 1:1. As jovens mulheres entre os 15 e os 24 anos são cinco vezes mais vulneráveis à infeção do que os homens da mesma idade. Foram sugeridas várias razões para este facto: predisposição biológica, iniciação sexual precoce e sexo intergeracional entre mulheres idosas e jovens (ONUSIDA, 2009).

A prevalência do VIH varia entre as diferentes regiões, de 0,81% nos condados do Nordeste a 14,9%
no condado de Kisumu (KAIS., 2007). Embora a prevalência tenha vindo a diminuir em todo o país,
o mesmo não se verifica no Vale do Rift, na Costa e no Leste. Nas províncias, há variações entre os
diferentes distritos. Por exemplo, em Nyanza, a prevalência global estimada é de 30%, enquanto o
distrito de Suba tem uma prevalência de 26,3% e Kisumu de 18,5%. No vale do Rift, estima-se que
a prevalência tenha aumentado 40%. A prevalência global não reflecte o peso da doença, por
exemplo, a prevalência na província de Nairobi é muito mais elevada do que no vale do Rift, mas o
peso da doença é muito mais elevado no vale do Rift, com 330 000 pessoas infectadas, em
comparação com 310 000 pessoas infectadas em Nairobi. As duas antigas províncias, Nairobi e Rift
Valley, representam 50% de todas as pessoas infectadas no Quénia. O diferencial urbano/rural foi
observado entre os diferentes géneros. No caso das mulheres, a prevalência é mais elevada nas
mulheres urbanas (10,0%) do que nas mulheres rurais (7,8%). No caso dos homens, este diferencial
diminuiu, uma vez que a prevalência nos homens urbanos é de 6,1% em comparação com a dos
homens rurais (5,1%). Uma vez que 75% da população queniana é rural, isto indica um enorme fardo
de VIH nas zonas rurais, estimado em 1 milhão, em comparação com 400 000 nas zonas urbanas.

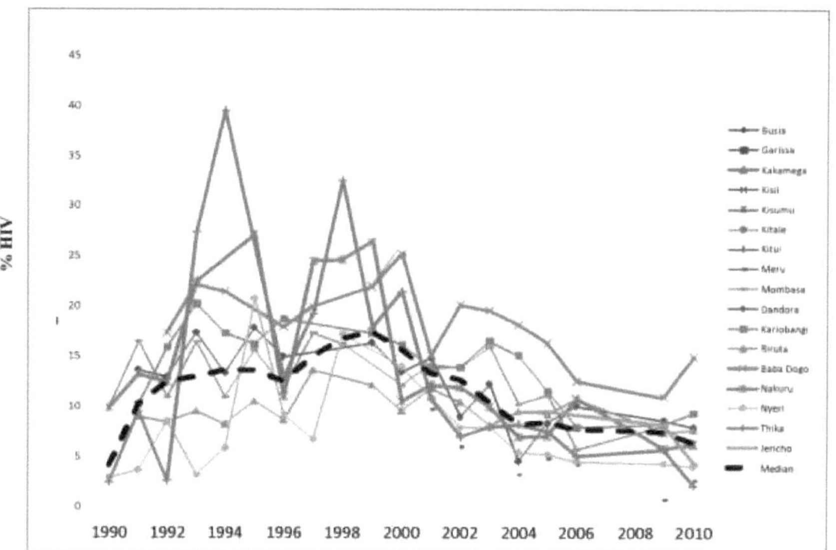

Figura 1.2 : Tendências da prevalência do VIH no Quénia. (Fonte: NACC 2011)

2.1.3 Tendências da incidência do VIH no Quénia

Apesar da diminuição da prevalência do VIH, continuam a registar-se novas infecções entre 55 000 e 82 000 pessoas por ano (KDHS., 2003). Utilizando as mulheres jovens como indicador, a incidência parece ter diminuído 10% em 2007 em comparação com 2003. A maioria das infecções ocorre entre parceiros heterossexuais, sendo os mais vulneráveis o grupo heterossexual com parceiro fixo e o grupo heterossexual casual e os seus parceiros. De um modo geral, a maioria das infecções (44%) ocorre nas relações heterossexuais regulares com parceiros regulares, 20% entre jovens através de relações heterossexuais casuais, 14% entre trabalhadores do sexo comerciais e 15% entre homens que praticam sexo com homens. Estes modos representam cerca de 90% de todas as infecções. Observou-se que o Vale do Rift e as zonas rurais do Quénia têm uma incidência elevada. Calcula-se que 70% de todas as infecções por VIH em Nyanza ocorram entre os pescadores, enquanto nos condados costeiros, para além da transmissão heterossexual, o consumo de drogas por via intravenosa e os homens que têm relações sexuais com homens contribuem com um número significativo de novas infecções. Em Nairobi, o sexo heterossexual com parceiros regulares, o sexo casual e os homens que fazem sexo com homens nas prisões contribuem significativamente para a epidemia (KDHS.,2003). Cerca de 2,5% das infecções ocorrem em estabelecimentos de saúde (o que corresponde a cerca de 1.900 novas infecções por ano).

2.2 O Vírus da Imunodeficiência Humana

A SIDA é uma síndrome que se segue a um período prolongado de infeção pelo vírus da imunodeficiência humana (VIH). O VIH é um membro de uma família de vírus do linfoma humano de células T (HTLV) (Willis., 2002). Os HTLV são um grupo de vírus com membranas, que pertencem ao género retroviridae, também chamados lentivírus (devido à sua natureza lenta de causador de doenças) com 9700 nucleósidos (Hooper., 2000). Os vírus HTLV são constituídos por cinco subtipos e caracterizam-se por uma mutação rápida. Entre o grupo, o HTLV III, também conhecido como VIH I, é responsável pela propagação da SIDA em todo o mundo (Janeway *et al.*, 1999). O VIH I tem dois subtipos que são O e M, tendo este último cerca de nove clados denominados

A a J (Willis., 2002). O HLTV IV é conhecido como VIH II, que é menos patogénico e menos infecioso, causando assim uma forma ligeira de SIDA. O VIH tem cadeias de ARN no seu genoma. Durante a infeção, a glicoproteína do vírus liga-se a uma glicoproteína nos linfócitos T CD 4, nas células dendríticas e nos macrófagos. Isto deve-se a uma afinidade particular entre a glicoproteína Gp120 do VIH e a glicoproteína das células. O genoma viral liga-se ao ADN do hospedeiro, transcrevendo-se em ARNm, o que, por sua vez, leva à formação de ARN viral (Harper *et al.*, 1977, Willis., 2002.) e de proteínas virais que se separam para formar partículas virais.

2.3 Transmissão do VIH

O VIH é transmitido principalmente através de fluidos corporais contaminados por várias vias (Willis., 2002). These routes include; sexual intercourse which can be heterosexual or homosexual between infected and uninfected persons. Esta via é responsável por cerca de 90% da transmissão do VIH/SIDA no Quénia (NASCOP/USAID., 2005). Cerca de 63% das crianças nascidas de mães seropositivas são infectadas, 37% durante a gravidez, 15% durante o parto e 15% através do leite materno nos primeiros dois anos. (Gillespie *et al.*,2002, UNAIDS.,2005,). O último método de transmissão é através do sangue contaminado de pessoas infectadas ou de agulhas e seringas contaminadas, especialmente em consumidores de drogas intravenosas, mas é bastante limitado num país em desenvolvimento como o Quénia, uma vez que 99% do sangue transfundido nos hospitais é rastreado (Michael., 1997)

2.3.1 Factores do hospedeiro que aumentam a suscetibilidade ao VIH

Foram identificados vários factores como responsáveis pela suscetibilidade individual à infeção. Estes factores incluem a natureza do comportamento sexual (Fraser-Hurt *et al.*, 2008), que inclui o estatuto de circuncisão masculina, a carga viral do parceiro sexual seropositivo, ter relações sexuais nos primeiros seis a oito meses após a infeção primária ou na fase tardia da infeção, que constitui o risco mais elevado, uma vez que a carga viral é mais elevada. Outros factores individuais incluem a utilização correta ou não de métodos de barreira para a prevenção do VIH, a suscetibilidade da pessoa exposta, como a presença de infecções sexualmente transmissíveis e doenças sexualmente transmissíveis que tendem a facilitar a entrada do vírus. Em geral, o início da vida sexual ocorre entre os 15 e os 19 anos de idade, mais frequentemente sem preservativo (KDHS, 2003). No entanto, este facto revela uma variação regional, sendo a abstinência mais elevada na Província do Nordeste (76%) e a menor no Distrito de Suba (10%). A idade média de início da atividade sexual mudou apenas ligeiramente de 16,8 anos para 17,8 anos nas mulheres e de 16,8 anos para 17,1 anos nos homens (KDHS, 2003).

2.3.2 Nível comunitário Factores que afectam a suscetibilidade ao VIH

Estes incluem percepções e conhecimentos sobre o VIH, prevalência e aceitação da violência sexual (Fonck *et al.*, 2005). Cerca de 49% das mulheres quenianas declararam ter sofrido violência sexual (KDHS., 2003), cerca de 60% declararam ter perdido a virgindade aos 6-12 anos de idade. A prevalência do VIH é de 39% nas mulheres com antecedentes de violência sexual, as normas sociais que dificultam ou facilitam a prevenção do VIH encorajam comportamentos sexuais de risco (Cambell.,2003). Dois factores considerados como determinantes associados a factores culturais ao nível da comunidade são: a circuncisão masculina e as normas sociais que encorajam múltiplos parceiros sexuais (Okello *et al.,* 2008). Factores culturais como a herança da viúva, a limpeza da viúva, a poligamia, o sexo por peixe tendem a influenciar o comportamento cultural.

2.3.3 Factores relacionados com os agentes patogénicos que influenciam a suscetibilidade ao VIH

Ao nível da microbiologia e da fisiologia, a probabilidade de a exposição resultar em infeção é influenciada por uma infeção anterior, nomeadamente por DST, e pelo estado nutricional. As carências de micronutrientes aumentam a probabilidade de transmissão de mãe para filho (Piwoz *et al.*,2000) e pode diminuir a resistência da mãe. É sabido que a malnutrição e a infeção se entrelaçam num ciclo vicioso (Tomkins *et al.*,1989). Quando a infeção é pelo VIH, a infeção torna-se mais rápida, e existem algumas interações importantes específicas do VIH (Semba *et al.*, 1998). A subnutrição conduz a úlceras genitais e a um aumento das infecções sexualmente transmissíveis

(Semba., 1998) que, por sua vez, aumentam o risco de transmissão do VIH (Banco Mundial., 1993).

Foi sugerido que o VIH pode ter mais oportunidades de sofrer mutações para se transformar em variantes mais virulentas em grupos de hospedeiros subnutridos (Semba *et al.*, 1994, Domingo.,1997). Uma pessoa subnutrida é mais suscetível à infestação por parasitas (Storey., 1993), e a parasitose crónica conduz frequentemente a uma ativação imunitária crónica, que, por sua vez, pode esgotar o sistema imunitário e torná-lo menos capaz de repelir com êxito os invasores, bem como acelerar a transição do VIH para a SIDA.

2.3.4 Transmissão em instalações de cuidados de saúde

Estima-se que 2,5% das novas infecções ocorram ao nível das unidades de cuidados de saúde, o que se traduz em cerca de 1.900 novas infecções por ano (Gelmon *et al.*, 2009). A infeção ocorre em três formas primárias associadas à prestação de cuidados de saúde;- Estas incluem a reutilização de equipamento de injeção para programas de imunização, a segunda é a exposição ao sangue durante o tratamento entre os doentes e o prestador, que inclui picada de agulha, lesão cirúrgica e salpicos de sangue. Em 2005, um em cada cinco trabalhadores e 24% dos médicos referiram exposição repetida à infeção pelo VIH. O terceiro método é a receção de sangue infetado durante a transfusão (NASCOP., 2012).

2.4 Progressão do VIH e da SIDA

Após a entrada do VIH nas células-alvo, segue-se um período de latência. Durante o período de latência, a multiplicação viral continua com a célula a produzir cerca de 250 clones de VIH antes de destruir a célula (Willis.,2002). Quando a carga viral atinge uma fase crítica, o sistema imunitário fica incapacitado, surgem outras infecções (infecções oportunistas) que conduzem a um conjunto de síndromes de um estado clínico conhecido por SIDA. A infeção pelo VIH ocorre em quatro fases: assintomática, ligeira, moderada e grave, como se descreve a seguir.

2.4.1 Primeira fase da infeção pelo VIH (assintomática)

A infeção primária; esta fase da infeção dura entre duas a seis semanas (Hellen., 2002) e é frequentemente acompanhada por uma curta doença semelhante à gripe. Nesta fase primária inicial, as contagens de células T CD4, normalmente 500 a 1200, baixam temporariamente e recuperam no prazo de duas a seis semanas. Em cerca de 20% das pessoas infectadas, os sintomas são suficientemente graves para se consultar um médico, mas o diagnóstico da infeção pelo VIH é frequentemente ignorado. Durante esta fase, existe uma grande quantidade de VIH no sangue periférico e o sistema imunitário começa a responder ao vírus produzindo anticorpos contra o VIH e linfócitos citotóxicos. Se o teste do VIH for efectuado antes de a seroconversão estar completa, pode não ser positivo.

2.4.2 Segunda fase da infeção pelo VIH (ligeira)

A fase clinicamente assintomática; esta fase dura em média dez a quinze anos e não apresenta sintomas importantes, embora possa haver inchaço das glândulas (Hellen.,2002). O nível de VIH no sangue periférico desce para níveis muito baixos, mas as pessoas continuam a ser infecciosas e os anticorpos do VIH são detectáveis no sangue, pelo que os testes de anticorpos apresentam um resultado positivo. A investigação demonstrou que o VIH não está adormecido durante esta fase, mas está muito ativo nos gânglios linfáticos. Está disponível um teste para medir a pequena quantidade de VIH que escapa dos gânglios linfáticos. Esta análise, que mede o ARN do VIH (material genético do VIH), é designada por carga viral e tem um papel importante no tratamento da infeção pelo VIH.

2.4.3 Terceira fase da infeção pelo VIH (Moderada)

Infeção sintomática pelo VIH; o sistema imunitário fica gravemente danificado pelo VIH, o que se pensa acontecer por três razões principais (Willis., 2002): Os gânglios linfáticos e os tecidos ficam danificados ou "queimados" devido aos anos de atividade; o VIH sofre mutações e torna-se mais patogénico, mais forte e mais variado, o que leva a uma maior destruição das células T CD4; o organismo não consegue substituir as células T CD4 que se perdem. O tratamento antirretroviral é geralmente iniciado quando a contagem de células T CD4 de um indivíduo desce para um nível baixo (350 células/μL) (NASCOP, 2010), uma indicação de que o sistema imunitário está a deteriorar-se. O tratamento pode impedir o VIH de danificar o sistema imunitário, pelo que os indivíduos infectados pelo VIH em tratamento permanecem geralmente clinicamente assintomáticos. No entanto, nos indivíduos infectados pelo VIH que não estão a receber tratamento ou que estão a receber um tratamento que não está a funcionar, o sistema imunitário falha e desenvolvem-se sintomas (Willis., 2002). Inicialmente, muitos dos sintomas são ligeiros, mas à medida que o sistema imunitário se deteriora, os sintomas agravam-se. A infeção sintomática pelo VIH é causada principalmente pelo aparecimento de infecções oportunistas que o sistema imunitário normalmente evitaria. Esta fase da infeção pelo VIH é frequentemente caracterizada por uma doença multissistémica e podem ocorrer infecções em quase todos os sistemas do corpo. O tratamento da infeção específica é frequentemente efectuado, mas a causa subjacente é a ação do VIH que corrói o sistema imunitário.

2.4.4 Fase quatro da infeção pelo VIH (grave)

Progressão do VIH para a SIDA; à medida que o sistema imunitário fica cada vez mais danificado, a contagem de células T CD4 baixa, o indivíduo pode desenvolver infecções oportunistas e cancros cada vez mais graves, levando eventualmente ao diagnóstico de SIDA, esta fase dura entre um a dois anos (Hellen., 2002; Simon *et al.,* 2006). A OMS utiliza um critério clínico para diagnosticar a progressão para SIDA, que difere ligeiramente entre adultos e crianças com menos de cinco anos. Nos adultos e nas crianças (com 5 anos ou mais), a progressão para SIDA é diagnosticada quando é diagnosticada qualquer condição listada na fase clínica 4 e/ou a contagem de CD4 é inferior a 200 células/mm^3 ou uma percentagem de CD4 inferior a 10% e uma carga viral entre 100.000 e 1 milhão de partículas por ml (Hellen.,2002; Ward., 1999). Nas crianças com menos de cinco anos, o diagnóstico de SIDA baseia-se na presença de qualquer doença da fase 4 e/ou numa percentagem de CD4 inferior a 20 (crianças com idades compreendidas entre os 12 e os 35 meses) e numa percentagem de CD4 inferior a 25 (crianças com menos de 12 meses).

2.5 Diagnóstico do VIH

Existem vários testes que são utilizados para diagnosticar os doentes seropositivos (Willis. 2002). Os testes dividem-se em dois tipos, os testes de despistagem e os testes de confirmação.

2.5.1 Testes de rastreio

O ensaio imuno-sorvente ligado a enzimas é o teste mais utilizado. São colhidas amostras de sangue do doente e, utilizando um citómetro de fluxo, as células imunitárias marcadas são detectadas pela máquina. Este teste depende da presença de anticorpos, caso em que só é útil meses após a infeção

(NASCOP.,2012).

2.5.2 Testes de confirmação

O Western Blot é o teste confirmatório mais comum para o VIH e identifica os anticorpos anti VIH com base no seu peso molecular. O teste é efectuado três a cinco semanas após a exposição inicial ao VIH, que é o tempo necessário para que os anticorpos contra o VIH se formem e apareçam no sangue (NASCOP.,2012).

O ensaio de precipitação imunológica por rádio envolve a combinação de uma amostra de um doente com antigénio marcado com rádio para detetar a presença de anticorpos. Normalmente, este ensaio é muito específico e sensível quando efectuado após seis semanas. No entanto, o método é dispendioso e requer pessoal altamente qualificado. Por este motivo, só é efectuado se os testes falharem.

No ensaio imunofluorescente, o antigénio do VIH é misturado com um composto fluorescente e, em seguida, com sangue do doente. Em caso de resultado positivo, a mistura irradia sob luz ultravioleta. Este teste é utilizado principalmente para analisar amostras de dadores de sangue.

Medição da carga viral do VIH, também conhecida como reação em cadeia da polimerase ou testes de amplificação dos ácidos nucleicos do VIH. Presença de materiais genéticos virais na amostra de teste, em oposição aos anticorpos. O teste pode ser efectuado 9-11 dias após a infeção. Mas é dispendioso e é utilizado principalmente em bebés recém-nascidos e em populações de alto risco (NASCOP., 2012).

2.6 Gestão clínica de doentes com VIH e SIDA

Existem três classes de medicamentos terapêuticos atualmente utilizados para gerir a infeção pelo VIH e pela SIDA (Foster.,2002). Estas incluem: Inibidores da transcriptase reversa análogos de nucleósidos (NARTI), que inibem a ação da enzima triptase reversa; transcriptase reversa de nucleósidos, que incorpora o ARN no ADN do hospedeiro e inibidores da protease, que inibem a enzima protease, essencial para a replicação do vírus. Embora úteis para a gestão do VIH, estes medicamentos têm uma limitação devido aos efeitos secundários documentados (Willis., 2002), por exemplo, a desfiguração do corpo devido à redistribuição da gordura e à diabetes (Ainsworth, Claire.,

2000), que se deve aos efeitos de alguns dos medicamentos na proteína Glut4, que transporta o açúcar para as células. A intolerância ao medicamento também foi registada em alguns doentes (Check.,2002). Além disso, o incumprimento leva à redução da eficácia dos medicamentos. Embora a vacinação fosse a forma ideal de prevenção, a rápida mutação do VIH é um fator limitativo.

2.6.1 Epidemiologia do VIH e da SIDA

Cerca de 34 milhões de pessoas no mundo estão atualmente infectadas com o VIH, cerca de um terço das quais são jovens entre os 10 e os 24 anos (Whiteside., 2008). Na África subsariana, há cerca de 31 milhões de homens e mulheres entre os 15 e os 49 anos que estão infectados pelo VIH, o que representa cerca de dois terços de todas as pessoas infectadas a nível mundial (Omosa.,2002). Os jovens são particularmente vulneráveis às infecções sexualmente transmissíveis, incluindo o VIH e a SIDA, uma vez que cerca de 56% deles têm parceiros sexuais regulares. As mulheres e as raparigas são particularmente vulneráveis às infecções sexualmente transmissíveis.

Esta categoria da população representa 52% das pessoas infectadas em todo o mundo (Willis., 2002). Esta disparidade é atribuída a vários factores, incluindo diferenças biológicas, factores socioculturais e factores económicos, uma vez que as mulheres são geralmente desfavorecidas, especialmente em África (Omosa., 2002). Em 2002, registaram-se 3,1 milhões de mortes, das quais 1,2 milhões eram mulheres e 610 000 eram crianças, o que sublinha a dimensão de género da epidemia (ONUSIDA/UNICEF/OMS, 2002). Em 2003, a ONUSIDA calculou que 60 milhões de africanos foram diretamente afectados pela SIDA, quer infectados, quer mortos, quer hospedeiros dos infectados.

2.7 Controlo da infeção pelo VIH

Vários métodos de prevenção da transmissão do VIH e da SIDA incluem: Aconselhamento e Testes (Mermin *et al.*,2005), uma vez que isto permite que as pessoas conheçam o seu estado para efeitos de tratamento, melhoria da segurança do sangue (Moore *et al.*,2001), distribuição e utilização de preservativos, tratamento de doenças sexualmente transmissíveis, comunicação para a mudança de comportamento sexual, segurança da injeção e profilaxia pós-exposição. O VIH e a SIDA e as infecções associadas requerem cuidados médicos imediatos, o que exerce uma pressão insuperável sobre os limitados serviços de saúde existentes no Quénia (Aduma., 2000). Por conseguinte, a pressão sobre os recursos de saúde é evidente e está a aumentar. A nível do agregado familiar, o custo do acesso aos cuidados de saúde é um desafio (Omiti., 2004). Por conseguinte, os ganhos obtidos com a melhoria do acesso aos cuidados de saúde no Quénia estão a ser reduzidos.

2.8 VIH e consumo de alimentos

O VIH e a SIDA estão a ter um grande impacto na nutrição, na segurança alimentar e na produção agrícola nas sociedades rurais de muitos países africanos (Adeyeye., 2006). Todas as dimensões da segurança alimentar; disponibilidade, estabilidade, acesso e utilização dos alimentos são afectadas quando a prevalência do VIH é elevada. Nos agregados familiares que enfrentam o VIH e a SIDA, o consumo de alimentos diminui geralmente; a família pode não dispor de alimentos e de tempo ou meios para os preparar. A redução da capacidade de produção agrícola traduz-se numa redução da capacidade de subsistência dos agregados familiares infectados (Akande., 2006). O acesso a alimentos de qualidade, como a carne, o peixe e os legumes, pode ser afetado, ao mesmo tempo que se verifica uma mudança inevitável para alimentos de baixa qualidade. Para além disso, a frequência das refeições pode ser reduzida e limitada a poucos itens que o orçamento disponível possa acomodar. A alimentação desempenha um papel central nos cuidados e na gestão das doenças, incluindo o VIH e a SIDA (Jenkins., 2006). Existem provas de que uma nutrição adequada das mulheres em idade fértil, em especial em zonas de alto risco com recursos alimentares escassos, pode reduzir a transmissão do VIH de mãe para filho.

2.9 Provas de que o selénio é um co-fator na transmissão do VIH

2.9.1 Micronutrientes e VIH/SIDA

A segurança alimentar e nutricional desempenha um papel importante, mas ainda subestimado, na gestão do VIH e da SIDA. A insegurança alimentar e a subnutrição podem acelerar a propagação do VIH e da SIDA, quer aumentando a exposição das pessoas ao vírus, quer aumentando o risco de infeção após a exposição (Stewart *et al.*, 2005). A insegurança alimentar leva a um aumento da desnutrição que compromete a integridade das mucosas. Um estudo realizado em vários países por Buve *et al.,*1999, concluiu que as diferenças na eficácia da transmissão do VIH e da SIDA, mediadas por factores biológicos, ultrapassam as diferenças no comportamento sexual, para explicar as variações na taxa de propagação do VIH e da SIDA. Alguns outros estudos de Stillwargon *et al.,* (2002) concluíram que a diminuição do consumo de calorias e proteínas estava fortemente correlacionada com a prevalência do VIH e da SIDA em 44 países subsarianos.

A malnutrição enfraquece o sistema imunitário, aumentando o risco de problemas de saúde que, por sua vez, podem agravar a transmissão de doenças (incluindo o VIH e a SIDA). Tanto a deficiência de proteínas/energia como a de micronutrientes estão associadas a defeitos significativos na imunidade mediada por células e humoral e a uma função deprimida dos fagócitos (Stewart *et al.,*2005). As infecções, por exemplo, pelo VIH, são, portanto, mais duradouras e mais graves em indivíduos malnutridos. Uma ingestão suficiente de micronutrientes está associada a um longo período de latência entre os indivíduos seropositivos assintomáticos para o VIH (Sharpstone *et al.,* 1997), ao passo que foram observados níveis baixos de vários micronutrientes em pessoas que vivem com SIDA (Semba *et al.*, 2001).

As carências de micronutrientes foram associadas a um risco acrescido de transmissão do VIH em estudos anteriores. Beaton *et al.*, 2001, descobriram que a deficiência de selénio está associada a uma probabilidade três vezes superior de disseminação precoce de células infectadas pelo VIH-1 na mucosa genital, sugerindo que a deficiência pode aumentar a infecciosidade das mulheres com VIH tipo 1. A suplementação de mulheres grávidas com micronutrientes pode melhorar os resultados da gravidez, mas não há provas convincentes de que a suplementação de micronutrientes durante a gravidez reduza o risco de transmissão da mãe para o filho no útero, durante o parto ou durante a amamentação (Stewart *et al.*, 2005).

As carências de macro e micronutrientes são comuns nos doentes infectados com VIH. A infeção pelo VIH também pode levar a deficiências de micronutrientes (incluindo selénio) através da diminuição da ingestão de alimentos, má absorção, aumento da utilização e aumento da secreção que, por sua vez, aceleram o aparecimento da SIDA (Semba *et al.*,1999). O estado nutricional, incluindo o nível de micronutrientes, modula a resposta imunológica à infeção pelo VIH, afectando o resultado clínico global.

Um estudo realizado na Tanzânia em mulheres grávidas seropositivas, por Fawzi *et al.*, 2004, comparou o efeito de um suplemento diário de vitamina B com a capacidade de manter a contagem de células T CD4. Por outro lado, os suplementos de alto teor energético e proteico apenas demonstraram um aumento de peso nas gorduras, mas não na massa corporal, o que não previne nem inverte a perda de massa muscular (Piwoz *et al.*, 2000).

A subnutrição e o VIH e a SIDA podem formar um ciclo vicioso em que, para os doentes, a subnutrição aumenta a suscetibilidade à infeção pelo VIH (Stewart *et al.*, 2005) e, consequentemente, piora a gravidade da infeção pelo VIH e a SIDA, o que, por sua vez, resulta numa maior deterioração do estado nutricional. Assim, mesmo que uma pessoa possa ser assintomática, a infeção pelo vírus prejudica o seu estado nutricional, levando à perda de apetite, à incapacidade de absorver nutrientes e à perda de peso.

As crianças e os idosos são particularmente vulneráveis a cortes na alimentação (FAO., 2011). Quaisquer reduções substanciais no estado nutricional das crianças provocam frequentemente alterações na mortalidade infantil e das crianças nos agregados familiares afectados, pelo que se considera que o atraso no crescimento é maior entre as crianças seropositivas do que noutras categorias de crianças.

Há provas que sugerem fortemente que a prevalência do VIH - 1 está ligada à deficiência de selénio (Se) na dieta. O papel do selénio como anti-oxidante na imunidade pode ser o mecanismo subjacente. Os doentes seropositivos sofrem de uma deficiência extrema de selénio e de cisteína, triptofano e glutamina, que são componentes da enzima glutationa peroxidase (Foster., 2001). À medida que o VIH se replica, esgota o selénio e os três aminoácidos (Mariorino *et al.*, 1998). Surgiram provas de que os doentes seropositivos se tornam gradualmente deficientes em selénio, o que, por sua vez, compromete a resposta imunitária à infeção (Baum *et al.*, 1979). Observou-se que o nível sérico de selénio é um melhor preditor das taxas que, por sua vez, conduzem a um aumento da eficiência da transmissão do VIH através da redução da mortalidade do que a contagem de células CD4 (Foster., 2003). Estas observações tendem a sugerir que o VIH se replica muito mais rapidamente em comunidades deficientes em selénio, onde a imunidade ao VIH já está comprometida. Observou-se que o selénio é um fator-chave para prolongar a saúde das pessoas que vivem com o VIH (Foster, 2000). Observou-se que a deficiência de selénio conduz a um aumento da mortalidade entre os doentes seropositivos (Constans *et al.*, 1995; Kupka *et al.*, 2004).

2.9.2 Ocorrência Natural e Metabolismo

O selénio é um elemento que se encontra nos solos tanto na forma orgânica como inorgânica (Clerk *et al.*, 1981). A forma orgânica é facilmente absorvida pelas plantas (Jones., 1965; Harper *et al.*, 1977; Clark *et al.*, 1981) porque esta forma é solúvel, os solos seleníferos encontram-se principalmente em zonas de baixa pluviosidade (Jones., 1965). Certas plantas acumulam selénio, pelo que servem como indicadores de solos seleníferos (Clarke *et al.*, 1981); estas são classificadas como acumuladoras obrigatórias, acumuladoras facultativas ou não acumuladoras, sendo o primeiro grupo considerado como plantas indicadoras.

Quando ingerido, o selénio é facilmente absorvido pelo sangue e encontra-se em elevada concentração nos órgãos vitais, que incluem o fígado, o córtex renal e o sangue, mas em concentração muito baixa no cérebro, nos músculos, no pâncreas e na pituitária (Rosenfield *et al.*, 1946; Harper *et al.*, 1977; Clarke *et al.*, 1981).

O fígado é o órgão central no metabolismo do selénio, recebe selénio através da veia porta e absorve outras formas da circulação sistémica (Burk *et al.*, 2011). Todas as formas de selénio absorvidas pelo fígado são convertidas em seleneto, que se encontra no ponto de ramificação para a síntese de selenoproteínas ou para a produção de metabolitos excretores. As selenoproteínas hepáticas estão em equilíbrio com o pool de seleneto porque a sua degradação leva à produção de seleneto com reposição do pool.

Os mecanismos de transporte do selénio asseguram o seu fornecimento adequado às células, de acordo com as suas necessidades, e os mecanismos homeostáticos protegem contra a acumulação de quantidades tóxicas do elemento. No centro está a selenoproteína p1. A selenoproteína p1 é captada por endocitose mediada por receptores em tecidos com necessidades especiais de selénio (Burk *et al.*, 2009).

Quando absorvido em alta concentração, também é encontrado no cabelo e nas unhas. A excreção do selénio é feita através dos rins, das fezes e da boca, em alta concentração no suor e no leite materno (Jones., 1965). Foi demonstrado que uma concentração elevada superior a 5ppm é tóxica, mas uma concentração inferior a 3ppm melhora o crescimento dos animais.

O teor de selénio nas culturas não depende apenas do tipo de solo, mas também das caraterísticas do solo, como a acidez, que aumenta a impermeabilidade e, por conseguinte, a indisponibilidade dos micronutrientes, incluindo o selénio (GART., 2007). As culturas que acumulam selénio em condições adequadas acumulam selénio até 1000 mg por kg de peso seco. Estas culturas incluem a família *Brassica, Alium sativa, Allium porum, Allium cepa, Sesumumum indicum, Cucurbita maxima.*

2.9.3 O selénio e a transmissão do VIH e a progressão da SIDA

No organismo, o selénio é um componente essencial de um grupo de proteínas denominadas selenoproteínas (WHO., 1998). Entre as 20 - 30 selenoproteínas, podem distinguir-se diferentes famílias de enzimas que contêm selénio.

(a)O primeiro grupo, que inclui a glutationa peroxidase (GSH-px), está envolvido no controlo da concentração tecidular de espécies altamente reactivas contendo oxigénio (ROS) e é, por conseguinte, essencial para manter a imunidade mediada por células contra infecções. A GSH-px está presente nas células sanguíneas e nas plaquetas sanguíneas. A atividade das enzimas GSH-px diminui rapidamente na fase inicial da deficiência de selénio (Rayman.,2002). A GSH-px é codificada pelos genes *GPX1* a *GPX6* , todos exceto *o GPX5* codificam selenoproteínas. O VIH codifica a selenoproteína com homologia à GSH-px, privando assim o hospedeiro de selénio e de outros componentes necessários para a síntese endógena da selenoproteína GSH-px. A deficiência de selénio e de outros aminoácidos leva à suscetibilidade a cancros, diarreia, enfarte do miocárdio, perda de massa muscular, psicose e demência (Foster., 2004). Apesar da taxa mutagénica do vírus, a sequência HIV-GSH-px está bem conservada em várias estirpes do vírus, o que sugere um papel importante da selenoproteína na infeção viral. Sugere-se que poderia estar a fornecer resistência anti-apoptótica aos danos virais ao vírus, o que poderia aumentar a multiplicação viral nas fases iniciais da infeção.

(b) O segundo grupo de selenoproteínas inclui a teoredoxina redutase (TrxRs), um componente dos sistemas redox que intervém, entre outros, na eliminação dos produtos do metabolismo oxidativo e na regulação dos factores de transcrição e dos receptores enzimáticos. As proteínas TrxRs fornecem equivalentes redutores a várias enzimas, como a ribonucleótido redutase. A teoredoxina (TrxRs) estimula a expressão da subunidade dos receptores de interleulcina -2 (IL-2) através da redução de resíduos de cisteína chave em determinados factores de transcrição, resultando numa maior ligação ao ADN (Su *et al.*, 2005). A citocina IL-2 é responsável pela expressão clonal precoce de linfócitos T citotóxicos (Mackenzie *et al.,* 1998; Droge., 2000). A suplementação com selénio aumenta o número de locais de ligação de alta afinidade da IL-2, enquanto a deficiência de selénio tem o efeito oposto.

(c) O terceiro grupo de selenoproteínas são as iodotironina desiodinases. As iodotironina desiodanases são uma família de enzimas (DIO1, DIO2, DIO3), proteínas membranares altamente conservadas envolvidas na via biossintética da hormona tiroideia. Todas as três apresentam resíduos de selenocisteína nos seus sítios catalíticos. A DIO1 e a DIO2 catalisam a remoção do iodo da pro-hormona 4 e transformam-na na hormona ativa T3 (Beckett *et al.*, 2005). A DIO3 catalisa a remoção do iodo da T3 e converte-a na forma inativa rT3 (Beckett *et al.*, 2005). A deficiência de selénio reduz a atividade das enzimas desiodinases, que são responsáveis pela produção de triiodotironina (T3), a hormona tiroxina ativa, a partir da tiroxina (T4). A hormona da tiroide está envolvida nos processos de crescimento, desenvolvimento e metabolismo. A ocorrência de deficiências de selénio e de iodo é considerada uma das causas do cretinismo (Goyens *et al.,* 1987; Verder *et al.,* 1990).

(d) A quarta "selenoproteína" é a selenoproteína P, necessária para o transporte e a distribuição do selénio e que se sugere desempenhar um papel nas membranas celulares. A selenoproteína P participa possivelmente na defesa anti-oxidante (Berk *et al.*, 2006). A selenoproteína P é única entre as selenoproteínas, pois incorpora 10 resíduos de selenocisteína. É uma proteína secretada que contém 50% de todo o selénio no plasma humano e transporta selénio para o cérebro humano. (Schomburg *et al.*, 2003). Não foi observada nenhuma mutação no gene *SEPP1*, que codifica a selenoproteína 1, em humanos.

2.9.4 Efeitos do selénio no sistema imunitário

O selénio tem um efeito em várias células do sistema imunitário inato e adquirido. A deficiência de selénio prejudica a atividade dos macrófagos, levando à diminuição da morte intracelular de agentes patogénicos, a deficiência também influencia a produção de anticorpos, resultando numa diminuição da maturação dos linfócitos T e da atividade das células assassinas (Surai., 2006). Parece haver um limiar abaixo do qual a deficiência de selénio resulta num sistema imunitário enfraquecido e numa proteção menos eficaz contra a infeção pelo VIH (Foster., 2001). Uma concentração de selénio no sangue total superior a 18 µg/L ou (1,08µmol/L) é considerada adequada para o funcionamento do sistema imunitário. O selénio regula positivamente a expressão dos 2 receptores na superfície dos linfócitos ativados e as células CD4-T assassinas naturais formam o componente chave na estimulação das células B para sintetizar anticorpos.

2.9.5 Papel do selénio na patogénese da SIDA

2.9.5.1 Atividade da GSH-px

A progressão da SIDA está associada ao declínio tanto do selénio como das células CD4T.

As células dos túbulos contorcidos proximais do rim, uma pequena fração do rim total, sintetizam e segregam a selenoproteína GSH-px-3 para o plasma. As células dos túbulos contorcidos proximais necessitam de selénio para o conseguir. Adquirem-no através da endocitose facilitada pela megalina das formas de selenoproteína 1 (sepp1) do filtrado glomerular. A megalina é um recetor relacionado com a apoER2 que se situa na borda em escova das células dos túbulos contorcidos proximais, viradas para o filtrado glomerular (urinário), e que se liga às proteínas filtradas pelo glomérulo. As proteínas são endocitadas e, por conseguinte, retidas no organismo.

Quando há deficiência de selénio, o sistema imunitário não tem a possibilidade de produzir níveis adequados de selenoproteínas GSH-px. A atividade da GSH-px está diretamente envolvida no controlo da concentração tecidular de espécies reactivas de oxigénio (Dumont *et al.*, 2006). A GSH-px intracelular correlaciona-se bem com a concentração de selénio no sangue total, abaixo de um determinado valor. Este valor situa-se na gama de 1,0-1,27µmolseZL (=79-100µgseZL) do sangue total (Thomson., 2004; Diplock., 1993). A expressão total da atividade da GSH- px é expressa no plasma sanguíneo em concentrações de selénio entre 1,23 e 1,69 µmol/L (97-133 µgse/L).

A atividade máxima da GSH-px é utilizada como um marcador do estado do selénio, uma vez que pode ser facilmente associada ao funcionamento do sistema imunitário. Em condições de deficiência de selénio, a atividade da GSH-px diminui drasticamente, em comparação com outras proteínas de selénio. A GSH-px é a mais baixa na hierarquia da utilização competitiva do selénio pelas selenoproteínas e é, portanto, um marcador sensível da deficiência de selénio (Veronique *et al.*,2002). Nos indivíduos infectados pelo VIH, o glutatião está diminuído no plasma, no fluido de revestimento epitelial dos pulmões e nos linfócitos T. Staal *et al* mostraram que os níveis de GSH-px nas células T CD4 e CD8 de indivíduos seropositivos eram significativamente inferiores aos níveis de GSH-px dos controlos não infectados pelo VIH. Sappey *et al* (1994) confirmaram este facto in vitro, mostrando um aumento da atividade da GSH-px nas células infectadas após a suplementação com selénio. Foi também demonstrado um aumento da atividade da GSH-px em 45 doentes infectados com VIH após a suplementação com selénio, enquanto que no grupo de controlo se verificou um declínio da atividade. Foi demonstrado que a reposição da concentração de glutatião pela N-acetilcisteína inibe a transcrição e a replicação do VIH. A diminuição da atividade da GSH-px facilita assim a replicação do VIH e acelera provavelmente a progressão da doença, sendo necessário selénio suficiente para manter uma atividade adequada da GSH-px.

2.9.5.2 Produção de citocinas

As partículas estranhas no corpo tendem a causar inflamação, estimulando a libertação de mediadores como o fator de necrose tecidular a (TNFa) e a prostaglandina E_2 (Betz *et al.*, 1991). O TNFα desempenha um papel central no desenvolvimento da inflamação crónica.

Foi demonstrado que a suplementação com selénio estimula a atividade da GSH-px, inibindo assim a produção de TNFa e a replicação do VIH induzida por esta citocina (Baum *et al.*, 2001). Verificou-se que os níveis plasmáticos de selénio estavam inversamente correlacionados com os níveis de receptores de TNFa e que concentrações elevadas de selénio diminuíam o efeito de níveis elevados de TNFa na circulação (Baum *et al.*, 2000). A prostaglandina E2 funciona como imunomodulador, inibindo a produção de IL-2, a proliferação de células T e a supressão da atividade das células assassinas naturais (Betz *et al.*, 1991). A deficiência de anti-oxidantes está associada a um aumento da inflamação e a uma diminuição da atividade dos linfócitos devido à produção excessiva de prostaglandina E2 (Grimble *et al.*, 1997). As concentrações de selénio estão inversamente correlacionadas com as interleucinas -8 (IL-8). Níveis elevados de IL-8 aumentam o stress oxidativo através da depleção de GSH- px, esgotando assim a reserva de selénio. A suplementação com selénio inibiu a libertação de IL-8 das células endoteliais (Baum *et al.*,2001). Níveis baixos de IL-2 dificultam os processos de maturação dos linfócitos no timo, resultando na falta de células T de substituição (Baum *et al.*, 2001). A suplementação com selénio estimula a produção de GSH-Px, que inibe o TNFa e a replicação do VIH por ele induzida.

2.9.5.3 Efeito na replicação viral

Um baixo nível de selénio leva a um aumento do stress oxidativo e da apoptose das células infectadas, activando assim o vírus para se replicar a taxas mais elevadas. A replicação do VIH é regulada pelo fator nuclear kappa B (NFκB), que é ativado pelo peróxido de hidrogénio. As células suplementadas com selénio apresentam uma ativação reduzida DO NFκB devido à proteção contra o H O$_{22}$. Uma vez ativado, O NFκB difunde-se para os núcleos, liga-se aos dois locais de ligação do genoma viral do VIH-I e estimula a transcrição dos genes (Hiscott *et al.*, 2001).

2.9.5.4 Selénio e mutações virais

A deficiência de selénio leva a uma diminuição da eficácia da metilação do ADN com selenoproteínas, seleno-metionina (SeMet) (Davis *et al.*, 2000). A selenometionina pode ser protetora contra danos no ADN e tem um efeito positivo nos mecanismos de reparação do ADN. A redução da GSH-px leva a alterações nucleotídicas no ARN e, por conseguinte, é responsável por mutações no vírus, o que conduz a um aumento da virulência viral. Por conseguinte, a deficiência de selénio conduz a uma nova estirpe viral que promove novas epidemias (Rayman., 2002).

2.9.5.5 Depleção do reservatório de selénio

O VIH incorpora selénio nas suas proteínas de selénio virais à custa do seu hospedeiro, assumindo assim o controlo do fornecimento de selénio. Isto reduz a capacidade do hospedeiro de dar uma resposta imunitária eficaz (Campa *et al.*, 1999). Isto leva à deficiência de selenoproteínas e componentes (cisteína, glutamina e triptofano), cuja deficiência leva aos sintomas da SIDA.

2.9.5.6 Efeito do selénio no crescimento

A glândula tiroide é um dos tecidos do corpo com os níveis mais elevados de concentrações de selénio (Dickson., 1967). A deficiência combinada de selénio e iodo leva ao cretinismo mixidematoso (Contmpre *et al.*, 2004). Nas hormonas da tiroide, a selenocisteína transporta os locais activos das iodothyronine 5' deiodonases (DIOs) da hormona selenoproteína. As crianças com alelos malformados de homórglifos da proteína essencial de ligação ao ARN (Selenocystein-initiation sequence Binding Protein 2) tendem a ter uma DIO2 e outras selenoproteínas desreguladas, não curáveis com a suplementação de selénio mas com a administração de tiroxina (Di Cosmo *et al.*,2009; Schormburg *et al.*,2009).

2.9.5.7 Selenoproteínas e hormonas da tiroide

As iodotironina 5'- desiodonases (DIOs) são necessárias para o metabolismo da hormona tiroideia (Kohrle., 2005), ou seja, para a ativação e desativação de 3,3'-5 T3, que é largamente controlada ao nível das células-alvo pela regulação das actividades intracelulares das DIOs (Berry *et al.*,1991). Para além das DIO, a família das glutationas peroxidases e das tioredoxinas redutases está associada à proteção da glândula tiroide, uma vez que a biossíntese da tiroxina é um processo altamente reativo que leva à produção de espécies reactivas de oxigénio (ROS) e de espécies reactivas de azoto (RNS), que são necessárias para a iodação da tiroglobulina (Ekholm *et al.*, 1997) e que têm de ser eliminadas para evitar danos nas células. Isto implica que é necessária uma ingestão suficiente de selénio para garantir a produção da hormona tiroideia e a proteção dos tecidos pela cGSH-px e pela TxnrD.

Alguns estudos (Derumeaux *et al.*, 2003, Zagrodzki *et al.*, 2000) mostraram uma relação inversa entre os níveis de selénio no corpo humano e o volume da tiroide, bem como danos no tecido da tiroide, embora estes tenham sido observados apenas em mulheres, mas não em homens. Outras observações mostraram uma associação entre o risco de nódulos múltiplos da tiroide e o baixo volume de tiroglobulina em mulheres adultas com níveis baixos de selénio sérico (Rasmussen *et al.*, 2011).

2.10 Estado do selénio nas populações da África Subsariana

Todo o selénio presente nos alimentos encontra-se sob a forma de proteínas. Devido à deficiência de proteínas na África Subsaariana, presume-se que a ingestão de selénio na maioria dos países seja baixa. O consumo de produtos de milho como alimento básico, que são considerados fontes pobres de selénio, pode estar a contribuir para esta deficiência (Hatting., 2005). Na África Austral, os estudos mostraram uma deficiência geral na ingestão de selénio, por exemplo, 67% dos indivíduos num estudo realizado em Free State, África do Sul, ingeriram menos do que a RDA de selénio necessária (Oquntibeju *et al.*, 2005), enquanto outro estudo realizado na África do Sul mostrou que 60% das crianças ingeriram menos de 50% da RDA de selénio. Um estudo realizado no Malavi mostrou que

43% das crianças dos 4 aos 6 anos de idade tinham deficiência de selénio. No Quénia, devido às práticas culturais que ditam a dieta, o consumo de alimentos com baixo teor de selénio ainda é muito comum (Otieno *et al.*,2013).

Tabela 2.1: Ingestão diária recomendada de selénio (µg/dia)

FASE DE VIDA	IDADE	LIMITE MÁXIMO DE SEGURANÇA
Bebés	0-6 meses	45
	7-12 meses	60
Crianças	1-3 anos	90
	4-8 anos	150
	9-13 anos	280
Adultos	> 14 anos	400

Fonte; Jezek *et al.*, 2012

2.11 Teor de selénio dos alimentos

A ingestão dietética de selénio é determinada pelo teor de selénio nos alimentos e pela quantidade de alimentos consumidos. Os valores médios de selénio nos produtos alimentares diferem de região para região. (Dumont *et al.*, 2006). Quase todo o selénio presente nos alimentos está presente nas proteínas, sob a forma de selénio cisteína nas selenoenzimas e selénio metionina nas proteínas em geral. Os alimentos de origem vegetal contêm uma maior porção de selénio na forma de selénio metionina, ao contrário dos alimentos de origem animal, nos quais o selénio se apresenta sob várias formas.

Os vegetais da família Brassica, como os brócolos, couves-de-bruxelas, repolho, couve-flor, mostarda, cebola e alho, convertem uma grande quantidade de selénio em seleno-aminoácidos (Dumont *et al.*, 2006). O teor de selénio das culturas varia em função do selénio disponível no solo e das espécies vegetais. Várias plantas são acumuladoras e, por conseguinte, boas fontes de selénio, incluindo o alho, os cogumelos, a cevada e o trigo integral (Burcher *et al.*, 2004). No entanto, o teor de selénio destas plantas é afetado pelo estado do selénio no solo, por exemplo, o trigo cultivado em algumas províncias da China contém 0,003mg/kg, enquanto o cultivado em alguns estados dos EUA contém 2,0mg/kg (Combs 2001). Outras observações sugerem que o trigo cultivado em solos altamente seleníferos como o Dakota do Sul, nos EUA, contém até 50 mg/kg de selénio, enquanto os espargos cultivados no mesmo solo contêm até 15.000 mg/kg de selénio de peso seco.

2.12 Efeitos da transformação dos alimentos no teor de selénio

A moagem de produtos cerealíferós reduz a quantidade de selénio nos produtos finais prontos a utilizar (Ferreti *et al*, 1974). Por exemplo, a moagem da aveia e do arroz resultou apenas numa pequena perda de selénio, mas a transformação do trigo e do milho em farinha utilizando a pedra tradicional resultou numa perda de selénio de 14% e 6%, respetivamente. Pensa-se que isto se deve à perda de farelo durante a moagem, uma vez que foi demonstrado que tanto o farelo de arroz como o de trigo contêm uma quantidade relativamente grande de selénio. A transformação posterior do trigo em cereais de pequeno-almoço não conduz a uma maior perda de selénio (Ferreti *et al.,* 1974). Os efeitos da cozedura no teor de selénio dos alimentos são escassos e são considerados negligenciáveis (Reilly., 1996; Higgs *et al., 1972),* 1972). No entanto, observou-se que o aquecimento a seco de cereais conduz à perda de 7%-23% de selénio, enquanto que a cozedura de carne, a cozedura de alimentos do mar, a fritura de ovos e a cozedura de vegetais não conduziram à perda do teor de selénio dos alimentos, enquanto que outros dados mostram que a cozedura de espargos e cogumelos conduz à perda de 6,2µg/100 e 9,3µg/100, respetivamente (USFDA.,2002).

Também se observou que a preparação dos alimentos tem pequenos efeitos, enquanto que grelhar e fritar causam maiores perdas de selénio, por exemplo, os produtos de peixe perderam uma quantidade relativamente grande de selénio após a preparação (36%-46%), seguidos pelos cereais (20-23%), legumes (12-37%) e ervilhas, feijões, produtos de cereais (6-10%) (Reilly., 1996). O leite magro contém 93% de todo o selénio total no leite, principalmente ligado a proteínas e associado à fração de soro ou caseína do leite (Van Dael *et al.,* 1991). A pasteurização e esterilização do leite e a preparação do pó não conduzem a uma perda substancial de selénio no leite. A produção de queijo aumenta o nível de selénio na matéria seca por um fator de 1,4 (Haldimann *et al.,* 1999).

2.13 Factores que afectam a biodisponibilidade do selénio

A eficiência com que o selénio é utilizado no organismo depende do marcador do estado do selénio em que é expresso, ou seja, GSH-px, selénio plasmático, selénio no sangue total. A biodisponibilidade é ainda determinada pelas caraterísticas químicas dos alimentos consumidos, por exemplo o pH.

Factores dietéticos como os lípidos e os metais podem formar complexos com o selénio, limitando assim a sua biodisponibilidade (Surai.,2006, Burk *et al.,* 2006). A biodisponibilidade também depende da forma de selénio ingerida (Rayman.,2002). A forma orgânica é mais biodisponível em comparação com a forma inorgânica, quando a atividade da GSH-px é considerada como uma medida (Clausen *et al.,*1998). A biodisponibilidade do selénio é também mais elevada na dieta vegetariana em comparação com as dietas de proteína animal (Alaejos *et al.,*2000). Entre os que seguem uma dieta vegetariana, o selénio tende a concentrar-se em proteínas de 100 kilodaltons, enquanto a atividade da GSH-px se concentra em selenoproteínas de 90-100 kilodaltons (Debski *et al.,*1989). Outros factores que afectam a biodisponibilidade do selénio incluem a idade e o sexo (Veronique *et al.,*1991).

O selénio no plasma encontra-se principalmente em três compartimentos seleno-proteicos, estes são a Seleno-proteína P, GSH-px e na albumina. Destes compartimentos, a seleno-proteína P tem 32µg/L (42%), GSHpx15,2µg/L (16%) enquanto a fração de albumina é de 13% (Avissar *et al,*

A GSH-px é muito mais baixa entre os idosos do que entre os jovens, da mesma forma que a selenoproteína P é mais baixa entre os idosos europeus institucionalizados do que entre os que vivem em liberdade, quando alimentados com a mesma quantidade de alimentos contendo selénio. Embora não tenha sido estabelecida qualquer diferença entre idosos e jovens no que respeita aos níveis de selenoproteína P (Veronique *et al.,*1991).

Quando o selénio ingerido é absorvido na parte superior do intestino (duodeno), é transportado através da veia porta hepática para o fígado, onde é convertido em seleneto (Burk *et al.,* 2011). O seleneto junta-se ao pool de selénio e está em equilíbrio com a selenoproteína p (spp1). O seleneto pode ser convertido em selenoproteína p (spp1), caso o nível desta última baixe, ou pode ser degradado e excretado, caso o seu nível aumente.

CAPÍTULO 3 : MATERIAIS E MÉTODOS

3.1 A conceção do estudo

O estudo teve duas concepções: a primeira foi um ensaio clínico aleatório controlado por placebo, concebido para determinar os efeitos da levedura de selénio na progressão da doença em crianças órfãs não institucionalizadas, seropositivas para o VIH-1, em Nyamasaria, no condado de Kisumu. O segundo foi observacional e uma análise laboratorial do selénio nas amostras de alimentos consumidos pelas crianças em Nyamasaria.

3.1.1 O local de estudo

O local de estudo está localizado em Kisumu **(Figura 3.1)**, uma cidade com uma população de 332.000 habitantes. Está dividida em quatro divisões administrativas: Kombewa, Kadibo, Maseno e Winam. O estudo teve lugar em Nyamasaria, que se situa na divisão de Winam do município de Kisumu, com uma população de 184 243 habitantes. A taxa média de prevalência do VIH no local é de 18,2%, bem acima da prevalência nacional, que é de 6,9%, como mostra o **Quadro 3.1** (KAIS., 2012), sendo os mais vulneráveis os jovens de ambos os sexos com idades compreendidas entre os 20 e os 35 anos (FAO/IFAD., 2002). O impacto pode ser claramente percebido pelas taxas de prevalência. As famílias estão a gastar uma grande quantidade de fundos investíveis em cuidados de saúde, cuidados domiciliários e hospitalização (Ochola *et al.*, 2000). Isto levou a um aumento do nível de pobreza no concelho. Nas últimas duas décadas, registou-se um aumento acentuado do número de viúvas e órfãos no condado. Nyamasaria, o local do estudo, situa-se na comunidade periurbana de Kisumu. Considera-se que há três factores que contribuem para uma prevalência muito elevada no local: a sua proximidade do lago, pelo que é uma comunidade piscatória com elevada prevalência de VIH, o segundo fator são as práticas culturais que incluem rituais sexuais (herança de viúvas, plantação, colheita) que tendem a predispor os membros desta comunidade para uma prevalência elevada e o terceiro fator é a proximidade de um importante corredor de transportes de e para o Uganda e não só, o que leva à disponibilidade de sexo casual e transacional ao longo das rotas (Buve *et al.*, 1999).

Quadro 3.1 Tendências da prevalência do VIH nos locais de estudo (KAIS.,2012)

	2001	2002	2003	2004	2008	2010
Nacional	12.8	10.6	9.4	7.5	7.2	6.9
Kisumu	24.8	21.8	17.2	18.4	18.4	18.2

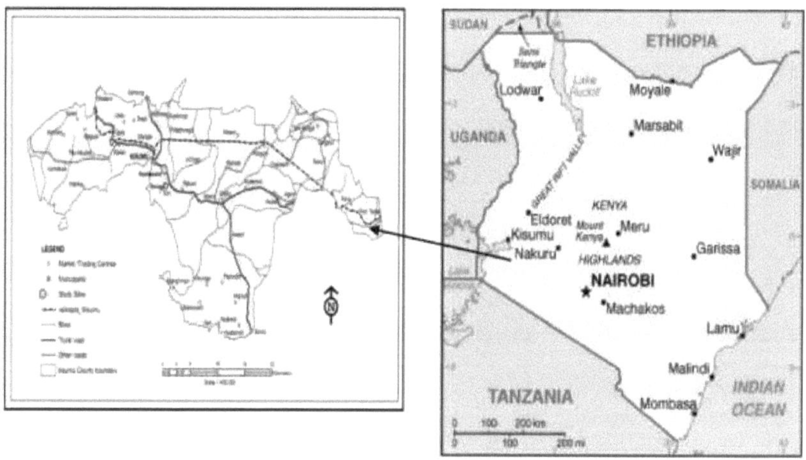

Figura 3.1: MAPA do condado de Kisumu mostrando o local de estudo (a fonte é GIS MAPS

3.1.1.2 A população estudada em Nyamasaria

Nyamasaria está situada a quatro quilómetros do centro da cidade de Kisumu, ao longo da autoestrada Kisumu-Nairobi, nas margens do Lago Vitória. A economia da comunidade é a agricultura de subsistência e o comércio. A comunidade tem uma elevada prevalência de VIH, o que está associado a uma elevada mortalidade, levando a um grande número de viúvas e órfãos (NASCOP., 2005;). O local também é caracterizado por uma elevada prevalência de VIH entre as raparigas adolescentes (23%) em comparação com os homens (3%). Os vícios sexuais são comuns entre a população estudada, sendo que 40% das prostitutas têm 24 anos ou menos (Buve *et al.*, 1999).

A população está também associada a um maior número de infecções sexualmente transmissíveis (Buve *et al.*,1999), com 29% dos membros mais jovens (15 a 19 anos) da comunidade, especialmente as raparigas, a terem maior incidência de infeção por tricomonas. O nível de circuncisão é inferior a 30%, enquanto o nível de prevalência do VIH é de cerca de 8% entre os circuncidados e superior a 25% entre os não circuncidados. Em geral, no local de estudo, as raparigas iniciam a vida sexual e casam mais jovens. O local também é caracterizado por uma mudança frequente de parceiro sexual entre parceiros não consanguíneos. A elevada prevalência do VIH na população estudada é atribuída a factores biológicos que incluem uma maior incidência de infecções ulcerativas sexualmente transmissíveis, como a sífilis, o herpes, a tricomoníase e o início precoce da vida sexual entre as raparigas, ao longo da geração, com homens mais velhos (Buve *et al.*, 1999).

3.1.1.3 Os sujeitos do estudo

Os sujeitos do estudo foram as crianças órfãs seropositivas, matriculadas em Nyamasaria, no condado de Kisumu, que foram testadas e as que foram consideradas seropositivas foram selecionadas para participar no estudo. Cada criança teve a mesma oportunidade de participar no estudo e foi aleatoriamente colocada no grupo do selénio ou no grupo de controlo.

3.1.3 Critérios de inclusão e de exclusão

3.1.3 1 Critérios de inclusão

Crianças entre os três anos e os 16 anos

Crianças seropositivas

No estádio três do VIH e abaixo.

Assentimento de crianças mais velhas

3.1.3.2 Critérios de exclusão

As crianças com VIH negativo

As crianças que tinham VIH Fase 4

Menos de três e mais de 16 anos

3.1.4   Técnicas de amostragem

Todas as crianças que satisfaziam os critérios acima referidos foram selecionadas utilizando a Tabela Estatística de Fisher e Yates.

3.1.4.1   Determinação da dimensão da amostra

A coorte CASCADE mostra que, nos doentes VIH positivos, a taxa de depleção de CD4 é de 114 células/μL por ano e 54% dos doentes perdem >100 células/μL por ano. Espera-se, portanto, que cerca de 60% das crianças estejam em risco de se tornarem sintomáticas no primeiro ano, com um declínio médio de 169 células/μL. Uma vez que não existem evidências de estudos anteriores sobre a intervenção com selénio em crianças3-16 anos, assume-se que a depleção de CD4 ocorrerá em cerca de 60% das crianças ao fim de um ano sem qualquer intervenção. Com um poder de 80% e um α de 0,5% (IC de 95%), utilizo o Epi-Info versão 6 para estimar o tamanho da amostra.

Como mostra a Tabela **3.2**, com um intervalo de confiança de 95% (1-α) ou probabilidade de que, se as duas amostras forem diferentes, isso reflicta uma diferença verdadeira nas duas populações, um poder de 80% (1-β) ou probabilidade de que, se as duas populações forem diferentes, as amostras apresentem uma diferença significativa e uma prevalência de VIH de 14,9% (KAIS., 2012). O risco relativo é de 4,4% e o rácio de 1:1. O número mínimo necessário é de 17 para o teste e 17 para o controlo (total de 34).

Quadro 3.2: Cálculo do tamanho da amostra para estudos de coortes (Epi Info.Version 6)

IC	PODER	PREVALÊNCIA	RÁCIO EXP:UNEXP	RISCO RELATIVO	DIMENSÃO DA AMOSTRA (MÍNIMO)		TOTAL
		VIH			Exp.	Não-exp.	Ambos
95%	80%	15%	1:1	4.4	17	17	34

3.1.4.2 Randomização

A cada uma das crianças selecionadas foi atribuído um número aleatório. Utilizando uma tabela aleatória, foram escolhidas as primeiras 34 crianças, que constituíram o grupo de teste com selénio, enquanto as restantes 34 pertenciam ao grupo de controlo, que recebeu um placebo.

3.1.5 Recolha de dados

(a) Entrevista com os guardiões

No início do estudo, os assistentes de investigação formados entrevistaram os encarregados de educação das crianças e recolheram dados sobre o estatuto socioeconómico das crianças e dos seus encarregados de educação, utilizando um questionário estruturado (anexo 7.3). Os alimentos consumidos pelas crianças na comunidade foram determinados e foram também recolhidas amostras.

(b) Administração de Selénio às crianças

As crianças do teste receberam uma dose diária de cápsulas de selénio de levedura ao almoço. Os participantes no teste foram designados e receberam 50µg de selénio (levedura) durante um período máximo de 6 meses. A dose era cerca de metade do limite superior tolerável para crianças, que é de 100µg (selénio de levedura) por dia, pelo que foi considerada segura. Todas as semanas era feita uma avaliação da intervenção e a reposição do stock de selénio, bem como a monitorização do cumprimento do tratamento. Em intervalos de 3 meses, os assistentes de investigação recolheram dados sobre o peso e amostras de sangue para medir a alteração nas contagens de células CD4-T e o peso para a idade - pontuação Z.

2.1.5.1 Recolha de amostras de sangue e estimativa de células T CD4

(i) Colheita de amostras de sangue

Foram registados os dados de cada criança, incluindo o nome, o sexo e a idade.

As amostras de sangue (2 ml) foram colhidas dos indivíduos do estudo por punção venosa, em vacuutainers com anticoagulante (EDTA) e transportadas para o laboratório. Foi recolhido um total de 68 amostras de sangue. Foram criados números especiais que ligavam a população de origem à amostra, para efeitos de arquivo. Os nomes dos participantes no estudo permaneceram anónimos.

(ii)   Estimativa de células T CD4

Foi quantificada uma contagem completa de células T CD4 entre as crianças na linha de base e nos três meses subsequentes por ELISA, de acordo com os métodos sugeridos pela Millipore (2009). As amostras de sangue foram colocadas num rolo. Num frasco, foram adicionados 10μL de Guava®CD4/CD4% auto-cocktail, seguidos de 10μL de sangue de um doente, e a mistura foi incubada durante cerca de 30 minutos no escuro. À mistura foram adicionados 380μL de solução de lise de Guava, esta mistura foi ainda incubada durante 15 minutos no escuro. A amostra marcada com fluorescência foi aspirada através de uma célula de fluxo micro-capilar proporcionada. Um laser verde excitou as células e cada uma delas emitiu um sinal que foi detectado individualmente por fotomultiplicadores e fotoiodetos. O sistema permitiu a contagem absoluta de células sem esferas de referência.

2.1.5.2   Medição do peso das crianças

O peso das crianças foi recolhido através de uma balança pessoal eletrónica (modelo 1001), tal como sugerido por Cogill (2003). A balança foi colocada numa superfície plana e a leitura ajustada a zero, tendo sido pedido a cada criança que se colocasse em pé sobre a balança, descalça e com o mínimo de roupa. A leitura foi feita com a aproximação de duas casas decimais em quilogramas para cada criança e regista da.

2.1.5.3   Amostragem e transporte de alimentos

Foram recolhidas dezassete amostras de alimentos no local de estudo, cujo número se limitou aos alimentos habitualmente consumidos identificados. As amostras de alimentos foram embrulhadas com papel de alumínio marcado, cada uma com o nome e a data da amostragem, e colocadas em caixas frigoríficas. O transporte de ambas as amostras foi efectuado em caixas frigoríficas com congeladores a 0 -4^{00} C e ambas as amostras foram mantidas no frigorífico à mesma temperatura até ao momento da análise. Para todas as amostras, a quantidade foi adequada para permitir a repetição da análise, tendo-se tido o cuidado de garantir que o seu estado reflecte o estado em que se encontravam no momento da recolha, mantendo os alimentos no congelador a 1^0 - 4^0 C.

(a) Análise laboratorial dos géneros alimentícios

Os alimentos foram analisados pelo método sugerido por William *et al.*, (2008), e Mitoko *et al.*, (1979). O nível de selénio foi determinado por espetrofotometria de absorção atómica depois de se terem feito as diluições apropriadas da seguinte forma: aproximadamente 0,250 gramas de amostra foram pesadas com precisão e colocadas num tubo graduado e foram misturadas com peróxido de hidrogénio seguido de digestão em ácido perclórico para remover a matéria orgânica. Ácido nítrico (0,75 ml) e 2,25 ml de ácido clorídrico (HCl), que foram medidos e cuidadosamente adicionados (no caso de produtos alimentares, foi utilizado peróxido de hidrogénio a 30% e 1,25 ml de HCl devido ao elevado conteúdo orgânico). O conteúdo foi bem misturado com um agitador de tubos de ensaio. A mistura foi aquecida a 80 graus centígrados durante uma hora num bloco de alumínio aquecido e deixou-se arrefecer. Adicionaram-se cerca de 11,5 ml de água destilada, misturou-se bem e deixou-se assentar. Uma porção da solução foi centrifugada para AAS (Perkin Elmer A analyst 300, Alemanha). Os padrões foram preparados a partir de soluções de reserva de TITRISOL com a mesma quantidade de ácidos, ou seja, uma concentração de 1ppm de solução equivale a 30ppm na amostra. O ponto de corte foi de 0,02 ppb (0,02mg/kg).

3.1.6 Considerações éticas

A aprovação para a realização do estudo foi dada pelo Comité de Ética e Normas de Investigação do Kenyatta National Hospital (Anexo 7.4). Todos os doentes que cumpriam os critérios tiveram a mesma oportunidade de serem incluídos no estudo. Os tutores/pais deram o seu consentimento informado (Apêndice 7.3) e a informação recolhida foi mantida confidencial.

3.2 Análise estatística

As contagens de células T CD4 foram registadas em células por microlitros, enquanto os pesos foram medidos em quilogramas. Os parâmetros de cada criança foram registados e os cálculos posteriores efectuados por meios estatísticos, incluindo o teste t, para comparação das médias dos tratamentos. Estimativas da pontuação de Karnofsky (Karnofsky e Burchenal., 1949; Larnsky *et al.,* 1987) e estadiamento da doença da OMS (Strasser *et al.,* 2005) para comparar a alteração da qualidade de vida das crianças aos seis meses. A pontuação Z foi calculada para determinar qualquer melhoria no peso das crianças com um corte de -2DP. Foi utilizada a ANOVA para comparar as alterações na contagem de células T CD4. Foi efectuada a análise de regressão da contagem de células T CD4 como variável dependente da idade, do sexo e da pontuação Z dos doentes;

$$Y = \sum \alpha + \beta_i X1 + \beta 2\ X2 + \varepsilon$$

Em que y é a variável dependente Contagem de células T CD4

X1 é a variável independente, como a idade, o sexo, o estado nutricional (WAZ) ε O termo de erro, que tem em conta todas as outras variáveis que afectam o resultado, como a variação genética, os factores psicossociais, etc.

Foram efectuados testes adicionais através da análise χ^2 .

O valor de p apresentado corresponde a uma significância estatística bilateral de 0,05 ou inferior. A análise foi efectuada com recurso ao SPSS versão 16.00 (SPSS, Inc.Chicago, IL, EUA). As médias são valores + ou - DP, salvo indicação em contrário. A comparação do grupo de alteração da contagem de células T CD4 dentro do grupo (tratamento) e entre o tratamento e as contagens dos grupos foi efectuada com um intervalo de confiança de 95%.

CAPÍTULO 4 : RESULTADOS

4.1 Caraterísticas demográficas e clínicas das populações estudadas

4.1.1 Distribuição por idade e género dos participantes no estudo

Como se pode ver na Tabela 4.1, a idade média do grupo que tomou selénio foi de 7,7±3,4 anos, enquanto que a dos controlos correspondentes foi de 8,8±3,2 anos. Nos controlos correspondentes, 57,01% eram raparigas e 42,09% eram rapazes.

Tabela 4.1 Distribuição por idade e sexo das crianças do estudo

	GRUPO SELENIUM	CONTROLOS	VALOR P
Idade média (anos)	7.7± 3.4	8.8±3.2	0.185
Sexo			
Raparigas	22 (42.9%)	20 (57.01%)	0.853
Rapazes	12 (35.3%)	15 (42.9%)	
Peso médio (kg)	18±10.9	19±9.5	

4.1.1 Caraterísticas clínicas

Como se pode ver na Figura **4.1**, a maior parte (62%) dos pais das crianças foi declarada como tendo sido afetada por várias condições clínicas; com doenças crónicas, o VIH foi declarado como a principal causa de morbilidade. A maior parte dos pais (97%) e das mães (65%) referiu sofrer de doenças crónicas relacionadas com a infeção pelo VIH/SIDA. As crianças incluídas no estudo referiram ter sofrido de várias doenças agudas e crónicas, na sua maioria relacionadas com o VIH/SIDA, nos doze meses anteriores, como se pode ver. Também referiram ter sido tratadas em vários centros de saúde.

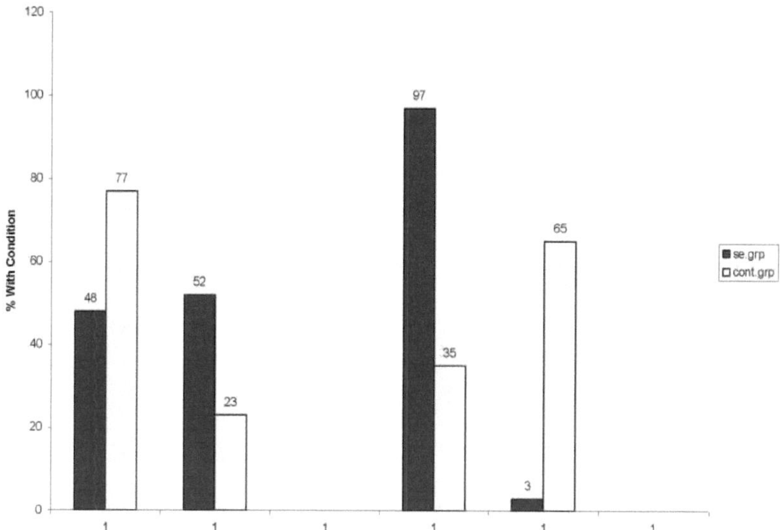

Figura 4.1: Frequência das condições clínicas das crianças e dos seus pais

4.1.2   Pontuação Z do peso e do peso para a idade na linha de base para o controlo

O peso em quilogramas e a pontuação Z do peso para a idade das crianças no controlo foram

obtidos na linha de base. Os sujeitos do estudo foram agrupados em três categorias de acordo com

os grupos etários, 3-5 anos, 6-8 anos e 9-16 anos. Os dados são apresentados na Tabela 4.2 abaixo,

de acordo com o género e os grupos etários das crianças.

Tabela: 4.2 Peso basal (kg) e pontuação WAZ das crianças no controlo (N=25)

3-5 ANOS			
Sexo	Idade	Peso inicial (kg)	Pontuações Z
M	5	15	-1.735
F	3	11	-2.106
F	4	36	
M	4	10	-3.240
F	4	14	-1.153
6-8 anos de idade			
M	8	17	-2.670
F	6	15	-2.007
F	8	15	-2.837
M	6	14	-3.851
F	8	17	-3.380
F	6	18	-0.667
F	8	22	-0.813
F	7	18	-1.395
F	8	18	-1.968
M	7	20	-1.081
M	6	17	-1.579
9-16 anos de idade			
M	12	27	-1.968
M	12	24	-2.430
M	9	20	-2.185
F	12	32	-1.353
M	10	18	-2.812
M	13	15	-3.533
M	10	21	-2.297
F	10	10	-4.241
F	13	26	-1.910

4.1.3 Peso (kg) e Pontuação Z do peso para a idade para crianças no teste

O peso e a pontuação Z do peso para a idade das crianças do grupo de tratamento foram registados na linha de base. Os dados são apresentados na Tabela 4.3 abaixo, de acordo com as categorias de idade e o género das crianças. As crianças estão agrupadas em três categorias etárias: 3-5 anos, 6-8 anos e 9-16 anos.

Tabela 4.3 : Peso de base e pontuação WAZ das crianças em tratamento (N= 24)

GÉNERO	IDADE	PESO(KG)	PESO PARA O ESCORE Z DA IDADE
M	4	14	-1.945
F	4	15	-0.514
M	5	17	-0.790
M	5	16	-1.263
M	5	18	-0.318
M	5	16	-1.263
F	4	15	-0.564
M	4.5	14	-1.831
6-8 anos de idade			
M	7	21	-0.702
F	7	22	0.038
M	7	30	1.946
F	7	26	0.996
M	6	19	-0.721
F	6	18	-0.677
9-16 anos de idade			
M	12	40	0.022
M	11	23	-2.205
F	16	40	-1.981
M	11	27	-1.488
F	11	25	-1.915
F	11	30	-1.113
M	10	30	-0.310
F	14	36	-1.781
F	9	27	-0.335
F	9	29	0.079

4.1.4 Peso (kg) e pontuação Z do peso para a idade aos três e seis meses

As alterações no peso e na pontuação Z do peso para a idade das crianças do grupo de controlo foram registadas aos três e seis meses. A Tabela 4.4 abaixo apresenta os resultados por género, categoria etária (3-5 anos, 6-8 anos e 9-16 anos) e intervalo de tempo (3 meses e seis meses).

Tabela 4.4: Peso (kg) e pontuação WAZ das crianças no controlo aos 3 e 6 meses (N=20)

Género	Idade	3 meses		6 meses	
		Peso (kg)	WAZ	Peso (kg)	WAZ
6-8 anos de idade					
M	8	12	-4.290	13	-3.968
F	6	25	1.639	26	1.939
F	8	10	-4.629	11	-3.981
M	6	20	-0.293	24	1.129
F	8	29	0.770	28	0.588
F	6	18	-0.677	14	-2.451
F	8	21	-1.105	21	-1.106
F	7	20	-0.669	14	-2.841
F	8	19	-1.609	20	-1.393
M	7	20	-1.081	16	-2.601
M	6	35	-4.872	36	5.212
9-16 anos de idade					
M	12	18	-3.354	17	-3.508
M	12	17	-3.538	18	-3.354
M	9	24	-1.090	24	-1.090
F	12	20	-3.053	21	-3.055
M	10	20	-2.462	14	-2.452
M	13	23	-1.816	24	-3.753
M	10	55	3.231	32	-0.102
F	10	32	-0.102	20	-3.053
F	13	27	-1.756	-	-

4.1.5   Peso (kg) e pontuação Z do peso para a idade aos 3 e 6 meses para crianças no teste

As alterações no peso e na pontuação Z do peso para a idade entre as crianças que tomaram selénio foram medidas aos três e seis meses. As alterações são apresentadas na Tabela 4.5 abaixo por género, categorias de idade (3-5 anos, 6-8 anos e 9-16 anos) e intervalo de tempo.

Tabela 4.5: Peso (Kg) e pontuação WAZ para crianças no teste aos 3 e 6 meses (N=24)

		3 MESES		6 MESES	
		3-5 anos de idade			
Género	**Idade**	**Peso (kg)**	**WAZ**	**Peso (kg)**	**WAZ**
M	4	16	-0.365	16	-0.365
F	4	16	0.017	16	0.017
M	5	20	0.551	18	-0.318
M	5	16	-1.263	26	3.042
M	5	21	0.966	23	1.797
M	5	21	0.966	34	6.363
F	4	15	-0.564	15	-0.564
M	4.5	15	-1.335	17	-0341
		6-8 anos de idade			
M	7	24	0.314	26	0.858
F	7	22	0.638	25	0.757
M	7	18	-1.841	19	-1.461
F	7	29	1.714	22	0.038
M	6	23	0.789	23	0.789
F	6	18	0.677	20	0.142
		9-15 anos de idade			
M	12	22	0.221	17	-3.508
M	11	31	-0.771	23	-2.205
F	16	44	-1.482	43	-1.607
M	11	31	-0.771	33	-0.412
F	11	33	-0.633	35	-0.312
F	11	27	-1.594	32	-0.793
M	10	32	0.076	33	0.214
F	14	39	-1.407	41	-1.158
F	9	33	0.666	33	0.666
F	9	26	-0.564	26	-0.564

4.1.6   Contagem média de células T CD4 na linha de base

Os resultados das contagens médias de células CD4 na linha de base para as crianças de controlo e de teste são apresentados na Tabela **4.6** abaixo, tanto para as crianças de controlo como para as de selénio. As crianças foram divididas em categorias de idade 3-5 anos (1670 células/µL), 6-8 anos (1340 células/µL) e 9-16 anos (1071 células/µL) nos controlos e 3-5 anos (1031 células/µL), 6-8 anos (1300 células/µL) 9-16 anos (928 células/ µL).

Tabela 4.6: Contagem de células CD4 (células/µL) entre o teste e os controlos na linha de base

CRIANÇAS NO CONTROLO			
	Mínimo(células/jiL)	Máximo (célulasZµL)	Média (célulasZµL)
3-5 anos	1276	2919	1670
6-8 anos	922	2367	1340
9-16 anos	449	1489	1071
CRIANÇAS EM		TESTE	
3-5 anos	305	2298	1031
6-8 anos	877	1984	1300
9-16 anos	356	1879	928

4.1.7 Contagem média de células T CD4 das crianças aos 3 meses

A **Tabela 4.7** mostra as contagens médias de células T CD4 aos três meses para todas as categorias de idade 3-5 anos, (1554 células/ µL) 6-8 anos (1215 células/µL) e 9-16 (1237células/µL) ano nos controlos. Entre o grupo de teste 3-5 anos1244 células/ µL, 6-8 (1372 células^L) e (989célulasZµL).

Tabela 4.7: Contagem de células T CD4 (células^L) de crianças no teste e no controlo aos três meses

CRIANÇAS NO CONTROLO			
	Mínimo (células^L)	Máximo (células/µL)	Média (células/pl.)
3-5 anos	833	2248	1554
6-8 anos	1004	1431	1215
9-16 anos	815	2215	1237
CRIANÇAS NO TESTE			
3-5 anos	350	2237	1244
6-8 anos	830	1853	1372
9-16 anos	360	1889	989

4.1.8   A contagem média de células T CD4 aos seis meses

As contagens médias de células T CD4 efectuadas aos seis meses são apresentadas na Tabela **4.8.**

Os resultados dos grupos de teste e de controlo para as categorias etárias 3-5 anos1340 células/L, 6-8 anos1215 células/L e 9-16 anos 1361 células/L nos controlos, enquanto no grupo de teste 3-5 anos (1299 células/µL) 6-8 anos (1500 células/µL) 9-16 anos (989 células/µL).

Tabela 4.8: Contagens de células CD4 (células/µL) do teste e do controlo aos seis meses

	MÍNIMO	MÁXIMO	MEIO
CONTROLOS			
3-5 anos	987	2356	1340
6-8 anos	1002	1359	1215
9-16 anos	851	2371	1361
TESTES			
3-5 anos	450	2299	1299
6-8 anos	878	1993	1500
9-16 anos	370	1889	989

4.3 Efeito do selénio no aumento de peso

Como se mostra na Figura **4.2**, o aumento médio de peso aos seis meses, em comparação com a linha de base, foi determinado nas quatro categorias etárias das crianças que tomaram selénio. O peso médio aumentou de 18±10,9 kg para 22,4±12,2 kg, um aumento de 2,75 quilogramas na faixa etária dos 3-5 anos, de 20,30±3,00 kg para 22,6±2,50 kg, um aumento de 2,30 quilogramas na faixa etária dos 6-8 anos e de 27,20±3,80 kg para 31,4±3,50 kg, um aumento de 3,25 quilogramas na faixa etária dos 9-11 anos e de 3,0 quilogramas na faixa etária dos 12-16 anos para o grupo de teste.

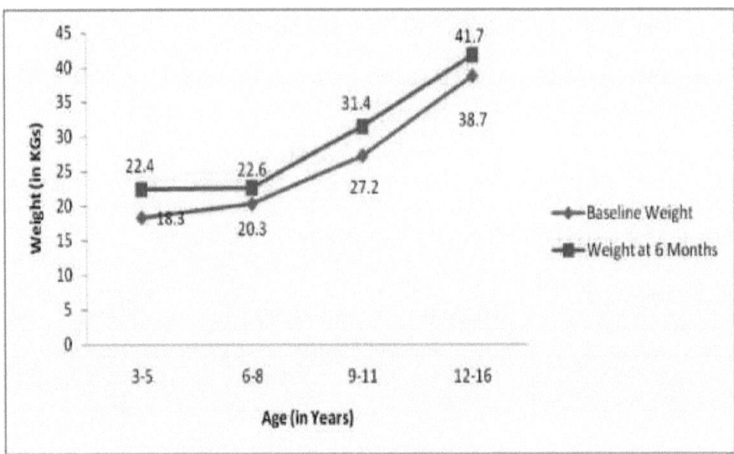

Figura 4.2: Alteração do peso das crianças que tomam selénio

4.3.1 Alterações na média do WAZ -score por idade

Como se mostra na Tabela **4.9**, houve um aumento progressivo da pontuação Z do peso para a idade entre as crianças no teste em todos os grupos etários, 3-5 anos (1,20±2,45), 6-8 anos (0,19±0,88) e grupos etários 9-16 anos (-0,97±1.22), sugerindo crescimento, ao passo que nos controlos correspondentes se verificou uma diminuição da pontuação Z do peso para a idade nos diferentes grupos etários 6-8 anos (2,949±3,01) e 9-16 anos (-2,30±1,24)_aos seis meses, em comparação com a linha de base, sugerindo emaciação (Quadro 9). De um modo geral, as crianças sob controlo apresentavam uma perda de peso aos seis meses em todas as categorias etárias. Tomando como medida o ponto de corte de -2,00 DP, 100% das crianças do grupo de controlo apresentavam emaciação aos seis meses. Todas as crianças que não tomavam selénio apresentavam emaciação, pois em todos os grupos etários, aos seis meses, a pontuação WAZ era superior ao ponto de corte de -2SDs.

Tabela 4.9 Mudança na pontuação WAZ entre as crianças

PONTUAÇÕES WAZ DO TESTE E DOS CONTROLOS		
	Se Grupo (WAZ±SE)	Grupo de controlo (WAZ ±SE)
Três meses		
3-5 anos	0.15± 1.110	-2.01 ± 0.160
6-8 anos	0.006 ± 1.22	-1.63± 0.051
9-16 anos	0.19± 0.880	-2.95 ± 3.010
Seis meses		
3-5 anos	1.10 ±0.890	-2.95±0.160
6-8 anos	-0.63±0.76	-2.76±1.150
9-16 anos	0.97± 1.22	-2.30 ±1.240

4.3.2   Pontuação Z do peso para a idade entre os grupos Selénio e Controlo

A Tabela **4.10** mostra a análise feita sobre a diferença de peso para a idade na Pontuação Z entre

rapazes e raparigas aos seis meses. Mostra que a diferença na Pontuação Z do peso para a idade

(WAZ) entre o grupo de teste e os controlos foi significativa {F (df 5, 12) = 5,758, p= 0,006}.

Tabela 4.10: ANOVA Ponderação para a idade Z Score entre os grupos de teste e de controlo

SINAL	SS	DF	EM	F
Entre gps 0,006	80.496	5	16.099	5.758
Dentro do gps	33.549	12	2.769	
Total	114.044	17		

4.3.3 Alteração das pontuações Z do peso médio para a idade por sexo

A Figura **4.3** mostra que, entre os controlos, as pontuações do WAZ não mostraram grandes

alterações nas categorias de género. O WAZ das raparigas passou de -2,536 para -0,440 e o dos

rapazes de -2,047 para -2,039 aos seis meses.

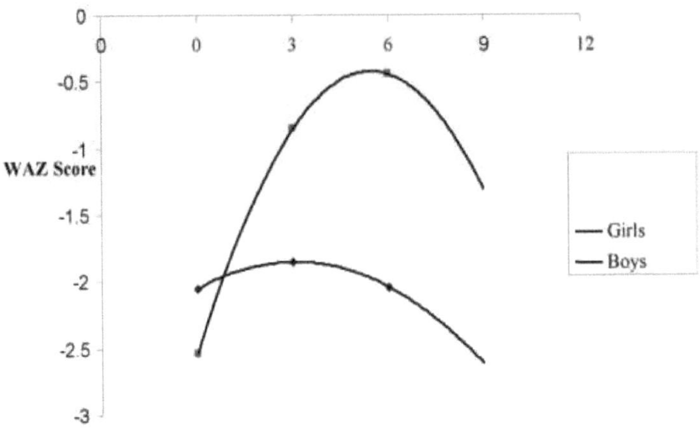

Figure 4.3   : Tendências de alteração do WAZ nos controlos

Figure 4.4   mostra a alteração no WAZ médio entre as crianças que tomam selénio. As

pontuações Z do peso para a idade entre os diferentes sexos do grupo de teste aumentaram em

comparação com a linha de base, tendo as pontuações das raparigas aumentado mais do que as dos

rapazes, como mostra a figura 4.5. O WAZ das raparigas aumentou de -0,343 para 0,314 e o dos

rapazes de -0,491 para 0,201.

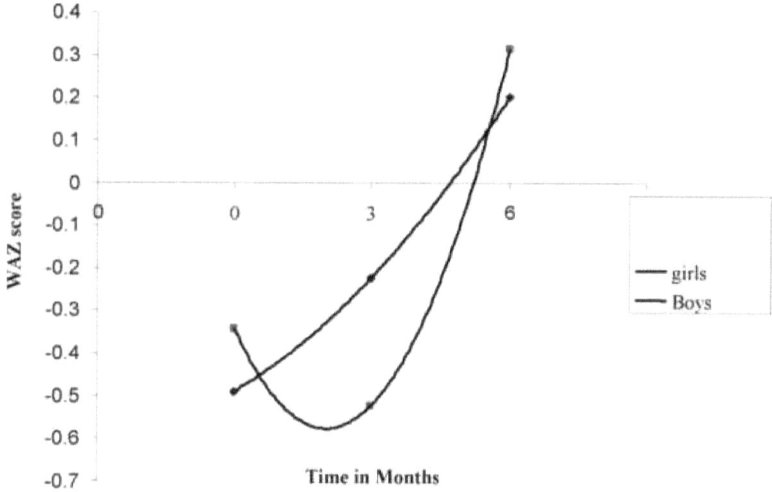

Figura 4.4: Alteração do WAZ nas crianças que tomam selénio

1.1.4 Alteração na pontuação Z do peso para a idade, por sexo e idade, para crianças que tomam selénio A Tabela **4.11** mostra as alterações na pontuação Z do peso para a idade, por idade e sexo. A pontuação Z do peso para a idade dos rapazes que tomam selénio teve um ligeiro aumento ou manteve-se igual aos seis meses. O grupo etário dos rapazes de 3-5 anos registou um aumento de -1,93 para 2,09 aos seis meses, enquanto o grupo dos 9-16 anos registou uma ligeira diminuição de -0,995 para -1,478. Todas as categorias etárias estavam acima do ponto de corte de -2,0 aos seis meses. Entre as raparigas que tomam selénio, houve uma ligeira diminuição no grupo etário dos 3-5 anos, de 0,539 para -0,274 aos seis meses. Registou-se um aumento de 0,119 para 0,312 no grupo etário dos 6-8 anos e de -1,678 para -0,904 nos grupos etários dos 9-16 anos. Todas as categorias etárias estavam acima do ponto de corte da pontuação WAZ aos seis meses.

Tabela 4.11: Alteração da pontuação Z do peso para a idade, por idade e sexo, entre as crianças que tomam selénio

	PESO PARA O ESCORE Z DA IDADE DE RAPAZES COM SELÉNIO			PESO PARA O ESCORE Z DA IDADE DE RAPARIGAS COM SELÉNIO		
	Linha de base	3Mêses	6 meses	Linha de base	3 meses	6 meses
3-5 anos	-1.93	-0.112	2.019	0.539	-0.274	-0.274
6-8 anos	0.665	-0.246	0.062	0.119	1.01	0.312
9-16 anos	-0.995	-0.311	-1.478	-1.678	-1.240	-0.904

1.1.5 Pontuação Z do Peso para a Idade por sexo e idade para crianças no Controlo

Houve pouca ou nenhuma alteração na pontuação Z do peso para a idade das crianças no controlo dos rapazes em todas as categorias etárias, como se pode ver na Tabela **4.12**. Os rapazes das categorias etárias dos 9-15 anos registaram uma diminuição do WAZ de -1,37 para -2,08. Para os rapazes de 3-5 anos e de 9-15 anos, o WAZ manteve-se abaixo do ponto de corte (-2,00) aos 6 meses. Para as raparigas sob controlo, verificou-se um ligeiro aumento da pontuação WAZ nas categorias etárias dos 6-8 anos, de 1,87 para -1,32, e nos grupos etários dos 9-15 anos, de -2,50 para 0,001, aos seis meses.

Quadro 4.12: Alteração da pontuação Z do peso para a idade, por idade e sexo, nos controlos

	PONTUAÇÃO Z DO PESO PARA A IDADE PARA RAPAZES NO CONTROLO			PONTUAÇÃO Z DO PESO PARA A IDADE PARA RAPARIGAS NO CONTROLO		
	Linha de base	3 meses	6 meses	Linha de base	3 meses	6 meses
3-5 anos	-2.48	-2.21	-2.22	-3.24	-3.23	-3.30
6-8 anos	-2.30	-2.89	-1.81	-1.87	-0.90	-1.32
9-15 anos	-1.37	-1.44	-2.08	-2.50	-1.64	0.001

1.1.6 Prevalência de peso insuficiente (< -2DP) por idade e sexo aos seis meses nos grupos de estudo

Como mostra a Figura **4.5**, a prevalência de baixo peso (< -2SDs) foi de 20% entre as crianças de 3-5 anos de idade no controlo aos seis meses e 75% nos controlos de 9-16 anos de idade aos seis meses entre as crianças no controlo. Entre as crianças que tomavam selénio, nenhuma tinha peso a menos aos seis meses, enquanto 29% das crianças de 9-16 anos tinham peso a menos aos seis meses.

4.4 Alterações nas contagens médias de células T CD4 por grupos etários

Entre os indivíduos que tomaram selénio, houve um aumento nas contagens médias de células T

CD4 aos seis meses, em comparação com a linha de base, em todas as categorias etárias, conforme

mostrado na Figura 4.6, no grupo etário 3-5 anos, houve um aumento de 1031.7±716.1células/μL

para 1298.8±812.9células/μL (+267.11 células/μL), em 6-8 anos o aumento foi de

1300.0±468.5células/μL para 1500.3± 440.4 células/μL (+200 células/μL), enquanto 9-16 anos.

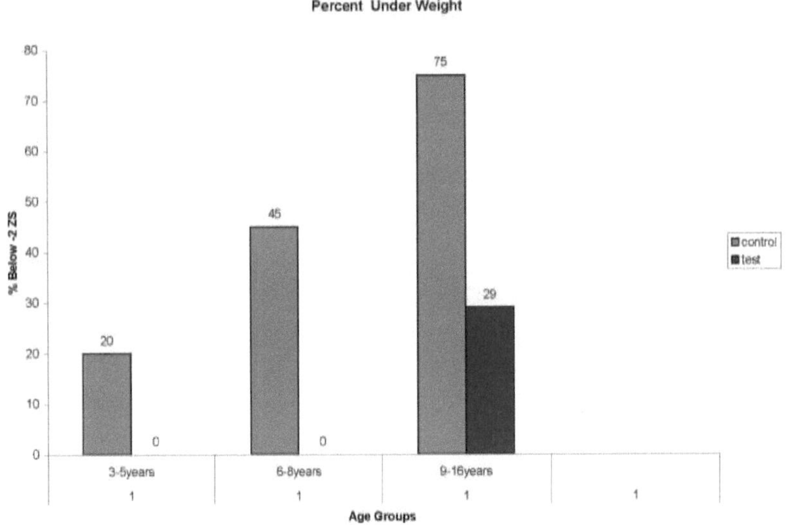

Figura 4.5: Prevalência de baixo peso por idade e sexo aos seis meses.
15 anos, o aumento foi de 928,2±450,8célulasZμl, para 989,4±485células/μL (+61 células/μL). O

maior aumento de células CD4 foi registado no grupo etário dos 3-5 anos. Como se mostra na

Figura 4.6, no controlo emparelhado houve uma diminuição das contagens de células T CD4 em

todas as categorias etárias aos seis meses. No grupo etário dos 3-5 anos, registou-se uma diminuição

de

1670±706,   3células/μLpara1599±532   células/μL   (-71 células/μL),   6-8
                                                                           anosde
                        1340±446células/μLpara1215±119   ,2células/μL (-
125células/μL),   enquanto que em 9-
15anos1271±364,1células/μL para 1260,9±515células/μL (-10,2 células/μL).

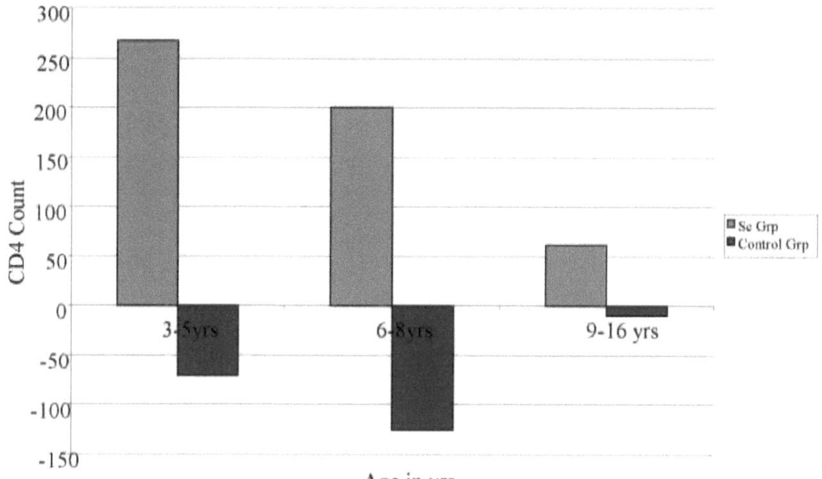

Figura 4.6 Contagem média de células T CD4 (células/µL) por idade (em selénio e controlo) aos seis meses.

4.4.1   A alteração nas contagens médias de células T CD4 (testes t emparelhados)

Como se mostra na Tabela **4.13**, as contagens médias de células T CD4 aumentaram entre as crianças que tomaram selénio em todas as amostragens. Entre a primeira e a segunda amostragem, as células CD4 aumentaram de 1029(±543,1) células/ µL para 1079,4(±592,4) célulasZµl. (+68,1 células), entre a primeira e a terceira amostragem as células CD4T aumentaram de (1029,8(±543,1) células/µL para 1197,4(±613,5) células/µ L (+168), e entre a segunda e a terceira amostragem o aumento foi de

de 1097,4(±592,4) células/µL para 1197(±613,5) células/µL (99,6 células) aos seis meses. Houve uma diferença significativa entre a segunda e a terceira amostragem {t (1, N=60) = -6,1, p= 0,000}, e entre a primeira e a terceira amostragem {t (1, N=30) =-2,9, p= 0,006) entre as crianças no teste.

Tabela 4.13 Teste emparelhado da contagem média de células T CD4/µL para as crianças do teste

T -TESTE	CONTAGEM MÉDIA DE CÉLULAS T CD4	ALTERAÇÃO NA CONTAGEM DE CÉLULAS T CD4	T-VALOR	VALOR P
Crianças com selénio				
CD4 T 1/CD4T 2	1029.8(±543.1)/ 1097.4(±592.4)	+68.0	-1.209	0.236
CD4 T 1/CD4 T 3	1029.8(±543.1) / 1197.4(±613.5)	+167.6	-2.943	0.006
CD4 T2/CD4 T3	1097.4(±543.1) / 1197.4(±613.5	+99.6	6.075	0.000

Nos controlos emparelhados (Tabela **4.14**), verificou-se uma diminuição das contagens médias de células T CD4 de 1836,5(±2249,2) células/µL para 2284,8(±387,7)-551,8 células/µL entre a primeira e a segunda amostragem, de 1836,5(±2249,2)células/µL para 1313.4 células/u L (±393,6)células/µL(- 523), entre a primeira e a terceira amostragem e não se registou qualquer diferença significativa entre a segunda e a terceira amostragem {t =(1, N=30) 1,8, p= 0,078} e entre a primeira e a terceira amostragem {t(1,29) = -1,3 p=0,218}.

Tabela 4.14: Teste emparelhado da contagem média de células T CD4/µL para o grupo de controlo

CRIANÇAS NO CONTROLO			
Teste emparelhado	**Alteração na contagem deCD4**	**valor t**	**valor de p**
CD4 T 1/CD4 T 2	1836.5($\pm$2249.2)/ 1284.8($\pm$387.7)	-551.8	1.309	0.201
CD4 T 1/CD4 T3	1836.5($\pm$2249.2)/ 1313.4($\pm$393.6)	-523.1	1.258	0.218
CD4T 2/CD4 T 3	1284.5($\pm$387.7)/ 1313.4($\pm$393.6)	+28.5	1.828	0.078

4.4.2   Alterações nas contagens de células T CD4 por sexo dos inquiridos

A análise de variância na Tabela **4.15** mostra que, entre o grupo que tomou selénio, não houve diferenças significativas nas contagens de células T CD4 entre as raparigas aos seis meses {F (df 2,32) =1,531, p = 0,232}. Da mesma forma, não foram observadas diferenças significativas nas contagens de células T CD4 entre rapazes {F (df 2,49) =1,040, p=0,361} e entre rapazes e raparigas {F(5,81) =1,379 p=0,241} aos seis meses entre as crianças que tomaram selénio. Nos controlos emparelhados, não houve diferença significativa nas contagens de células T CD4 entre os diferentes géneros {F (df 5, 86) = 1,168 p= 0,332} aos seis meses.

Tabela 4.15: ANOVA Contagem de células T CD4 aos seis meses por sexo das crianças

RAPARIGAS COM SELÉNIO				
	Df	Média SS	F	P
Entre grupos	2	129.060	1.531	0.232
Dentro dos grupos	32	84.294		
Total	34			
Rapazes sobre o selénio				
	Df	Média SS	F	P
Entre grupos	2	104.097	1.040	0.361
Dentro dos grupos	49	100.120		
Total	51			
Meninos e meninas com selénio				
	Df	Média SS	F	P
Entre grupos	5	130.180	1.379	0.241
Dentro dos grupos	81	94.413		
Total	86			

Uma análise mais aprofundada da tabela **4.16**, da alteração da contagem de células T CD4 entre

rapazes e raparigas no controlo, mostra que não houve diferença significativa entre os dois géneros

aos seis meses {F $(5,86)$ =1,168 p=0,352}.

Tabela 4.16: ANOVA das contagens de CD4 entre raparigas e rapazes no controlo

	DF	F	SIGNF.
Entre grupos	5	1.168	0.332
Dentro dos grupos	86		
Total	91		

4.4.3   Correlação da contagem de células T CD4 com o Z-Score para Peso e Sexo

Como se pode ver na tabela **4.17**, o modelo acima foi objeto de uma análise multivariada da correlação entre a variável dependente contagem absoluta de células T CD4 e as variáveis independentes sexo e peso para a idade (pontuação WAZ). Foi estabelecido que a pontuação WAZ estava positivamente correlacionada com a alteração das contagens de células T CD4 para as crianças no teste {t (2, N=27) = 2,94,p=0,007} com R = 0,2523 e R ajustado^2 sendo 0,2016. Nos controlos emparelhados, não foi observada uma correlação significativa entre o WAZ e as contagens de células T CD4 {t (2, N = 23) =0,08 p=0,934} com R = 0,0337 e R ajustado^2 de -0,0503. Os gradientes de correlação das duas variáveis género (sexo), peso para a idade (WAZ) e contagem de células T CD4 variaram. No grupo do selénio, a interação da pontuação WAZ com a alteração da contagem de células T CD4, o coeficiente (β_2) foi de +252,23. A interação do género (sexo) com a alteração da contagem de células T CD4, a análise entre o grupo do selénio não mostra uma correlação significativa {t (2 , N= 27) = -0,69 p= 0,495}, o coeficiente (β_1) -138,23. No grupo de controlos emparelhados, a interação do WAZ com a alteração da contagem de células T CD4 o coeficiente (β_2) foi de +3,366, enquanto a interação do género(sexo) com a alteração da contagem de células T CD4 não foi significativa {t (2,N= 26) = - 0,90, p= 0,380} e o coeficiente (β_2) foi de -135,50.

Tabela 4.17: Correlações entre a contagem de células T CD4, o sexo (género) e as pontuações WAZ

	B	S.E	T	P-VALOR	95% C.I.	
Grupo Selenium						
WAZ	+252.23	85.890	2.94	0.007	75.99	428.46
Sexo (género)	-138.23	199.710	-0.69	0.495	-548.02	271.56
Grupo de controlo						
WAZ	+3.366	40.426	0.08	0.934	-80.26	86.99
Sexo (género)	-135.49	151.29	-0.90	0.380	-448.47	177.47

4.4.4 Os efeitos do selénio na alteração da contagem média de células T CD4

Verificou-se que a alteração na média da contagem de células CD4T entre a linha de base e a amostragem de seis meses era significativa no grupo de teste com um intervalo de confiança de 95% {F (2, 27) = 4,65 p= 0,0183}, enquanto que nos controlos emparelhados não se observou qualquer diferença significativa aos seis meses {F (2, 23) =0,40 p=0,6742}.

4.5 Níveis de selénio nos alimentos consumidos pelas crianças

Foram recolhidas amostras de dezassete alimentos, divididos em três categorias. São elas os cereais, os legumes e o peixe. As crianças comeram 3,02±1,03 refeições por dia, com uma média de 3 refeições. Os níveis de selénio nos alimentos foram determinados com um limite mínimo de deteção (MDL) de 0,02 mg/kg.

4.5.1 Teores de selénio nos cereais

Foram identificados três tipos de cereais consumidos pelas crianças desta comunidade, como se pode ver na Tabela **4.18**: sorgo, milho painço e milho. Os níveis de selénio nos cereais variaram com *Sorghum bicolor spp.* (Vermelho) 19.67mg/kg, (Castanho) 12.27mg/kg, *Zea mays var.everta* 15.67mg/kg enquanto *Sorghum bicolor spp* (Branco), *Eleusin coracona* e *Zea mays var.amylacea* não tinham níveis detectáveis de selénio.

Quadro 4.18 : Teores de selénio nos cereais

NOMES COMUNS	NOMES CIENTÍFICOS	NÍVEIS DE SELÉNIO MG/KG
Sorgo		
Sorgo castanho	*Sorghum bicolor spp*	12.27
Sorgo vermelho	*Sorghum biclour spp*	<0.02
Sorgo branco	*Sorghum bicour spp*	19.67
Milho painço	*Eleusine Coracona*	<0.02
Milho		
Pipocas de milho	*Zea mays var. everta*	< 0.02
Milho amarelo	*Zea mays var amylacea*	15.67

4.5.2   Teores de selénio nos produtos hortícolas

A Tabela **4.19** mostra os tipos de vegetais consumidos no local de estudo. Os vegetais indígenas tinham níveis elevados de selénio, *Cleome gynandra* 121,97mg/kg, *Laurnea cornuta* 148,50mg/kg, *Vigna ungulata* 21,97mg/kg, enquanto *Solanum nigram*, *Vignae unguculatae* e *Crotalaria ochroleuca* não tinham níveis detectáveis de selénio.

Quadro 4.19 : Teores de selénio nos produtos hortícolas

ALIMENTOS	NOMES CIENTÍFICOS	TEORES DE SELÉNIO EM MG/KG
Grama verde	*Vigna radiate*	<0.02
Sombra nocturna preta	*Solanum nigram*	0.00
Ervilha-de-vaca		
Planta aranha	*Vigna ungulada*	21.97
Achak Achak	*Cleome gynandra*	121.53
Mito	*Laurnea ungulado*	148.50
	Crotolaria ochroleuca	<0.02

4.5.3   Níveis de selénio no peixe

Como mostra a Tabela **4.20**, quatro espécies de peixes foram identificadas como sendo consumidas por crianças. Os níveis de selénio na maioria das espécies de peixe eram indetectáveis (< 0.02 mg/Kg), *Lates niloticus, Oreochromis niloticus,* e *espécies de Hapochromine* enquanto *Rastrineobola argentea* tinha 51.00mg/kg.

Quadro 4.20: Níveis de selénio no peixe

ALIMENTOS	NOMES CIENTÍFICOS	NÍVEIS DE SELÉNIO MG/KG
Peixe		
Perca do Nilo	*Lates niloticus*	< 0.02
Tilápia	*Oreochromis niloticus*	< 0.02
Omena	*Rastrineobola argentea*	51.00
Fulu	*Hapochromine spp.*	< 0.02

CAPÍTULO 5 : DEBATE

5.1   Dados demográficos da população estudada

Os dados comunicados foram recolhidos durante o estudo no condado de Nyamasaria Kisumu. O peso das crianças, com uma aproximação de 0,1 kg, foi recolhido na linha de base e em intervalos de três meses até aos seis meses. As pontuações Z do peso para a idade foram calculadas e classificadas por categorias de idade para facilitar a comparação entre o grupo do selénio e os controlos. Foi utilizado um ponto de corte internacionalmente aceite para a pontuação Z do peso para a idade, à semelhança de outros estudos que avaliaram o baixo peso (Popkim., 1998, Jayne *et al.*, 2011).

As amostras de sangue para medir a contagem de células T CD4 foram colhidas em intervalos de três meses. A contagem de células T CD4 foi feita por ELISA e a comparação foi feita tanto intragrupo como intergrupo entre os testes e os controlos para avaliar a alteração do estado imunitário entre as crianças, comparando tanto intergrupo como intragrupo para eliminar pequenas variações entre a variabilidade do grupo, comparando cada sujeito consigo próprio. Ao reduzir a variância, é possível detetar diferenças mais pequenas, como o género.

Neste ensaio clínico aleatório, foram administradas cápsulas de selénio de levedura 50μgms a crianças seropositivas (com idades compreendidas entre os 3 e os 13 anos) de Orongo Widows and orphans em Nyamasaria Sub-county, Kisumu County, Quénia. As caraterísticas demográficas e os factores socioeconómicos estabelecidos na linha de base de ambos os grupos não eram diferentes (Quadro 4.1). O rácio entre homens e mulheres, tanto no grupo de ensaio como no grupo de controlo, não foi significativamente diferente (p >0,05). Tanto no grupo de ensaio como no grupo de controlo, os homens eram ligeiramente mais numerosos do que as mulheres. Esta observação sugere que a distribuição por género e idade no grupo de estudo era semelhante à de toda a população infantil do local de estudo. A maioria das crianças de ambos os grupos era órfã de pai. Embora a causa da morte dos pais tenha sido o VIH e a SIDA (74%) ou uma doença crónica (94%), é provável que em todos os casos esteja relacionada com o VIH e a SIDA, o que sugere que a maioria das crianças foi infetada verticalmente no útero ou à nascença. Também aponta para uma elevada prevalência do VIH nesta comunidade, pois sabe-se que apenas 30-40% das crianças nascidas de pais seropositivos são infectadas verticalmente de mãe para filho (NASCOP., 2002). Os pesos das crianças em ambos os grupos para os dados de base foram significativamente diferentes (p >0,05). Este facto confirma ainda que as crianças incluídas na amostra representam a população em geral.

5.2 Efeitos do selénio na contagem de células T CD4

Observou-se uma alteração significativa na contagem média de células T CD4 (Tabela 4.10) entre o grupo que tomou selénio, em comparação com os controlos, nos quais não se observou qualquer diferença significativa após seis meses. A média das contagens de células T CD4 em todos os grupos etários aumentou significativamente no grupo do selénio entre a linha de base e os 6 meses, o que indica uma melhoria da imunidade (p<0,05), ao contrário dos controlos em que não foi observada qualquer significância aos 6 meses (p>0,05).05).A contagem típica de T CD4 para uma criança saudável (1-12 anos de idade) é entre 500-2500 células/μL, em pacientes HIV positivos que não recebem ARVs, a contagem de T CD4 diminui em média entre 50 a 100 células/μL por ano (Foster., 2007). Neste estudo, observou-se um aumento das contagens médias de T CD4 de até 267 células/μL (no grupo etário dos 3 aos 5 anos) no teste, enquanto se observou uma diminuição de 125 células/μL (em crianças dos 6 aos 8 anos) entre os controlos. Esta conclusão é consistente com outro estudo em que a elevação das concentrações séricas de selénio em doentes adultos seropositivos, que estava relacionada com a suplementação de selénio, foi associada à diminuição da carga viral do VIH, que por sua vez estava relacionada com o aumento das contagens de células T CD4 em comparação com a coorte de controlo (Hurwitz *et al.*,2007). Isto tende a implicar que o aumento observado nas contagens de células T CD4 pode dever-se à redução da carga viral nos indivíduos do estudo.

As contagens médias de células T CD4 em várias fases mostram significância (p<0,05) entre a segunda e a terceira amostragem, representando a segunda amostragem (90 dias) e 180 dias de suplementação, e entre a linha de base e 180 dias, em comparação com os grupos de controlo, onde não houve significância entre todos os grupos. Foram relatadas evidências semelhantes (Veronique *et al.*, 2005) de que a atividade GSH-px óptima é observada a partir de 90 dias após o início da suplementação com selénio.

Estudos anteriores mostram que o nível de contagem de células T CD4 é diretamente afetado pelo nível e atividade da seleno-proteína GSH-px (Beltz *et al.*, 1991; Hiscott *et al.*, 2001), enquanto o nível de GSH-px se correlaciona bem com o nível de selénio no sangue (Debski *et al.*, 1989, Meltzer *et al.*, 1993). Além disso, o selénio funciona na defesa oxidativa, no sistema enzimático GSH-px (GART., 2007). Níveis baixos de selénio no corpo levam a um nível mais baixo de GSH-px (Stephensen *et al.*, 2007), o que pode levar a stress oxidativo seguido de apoptose dos linfócitos CD4T (Roy *et al.*, O aumento da contagem de células CD4T neste estudo sugere, portanto, que a ingestão de selénio melhora a imunidade das crianças seropositivas no local do estudo e, por conseguinte, é um fator que determina a progressão das crianças seropositivas para a SIDA. À semelhança desta evidência, verificou-se que os baixos níveis de selénio no plasma estavam relacionados com a fraca sobrevivência das crianças infectadas pelo VIH num estudo anterior (Campa *et al.*, 1999; Kupka *et al.*, 2005).

5.3 Efeito do selénio no índice Z de peso para a idade (WAZ)

A pontuação Z do peso para a idade das crianças em ambos os grupos foi estabelecida na linha de base. Foi utilizado o valor de corte de -2,00 desvios-padrão (OMS) para determinar a emaciação das crianças. As crianças com -2,00 DP são normalmente consideradas emaciadas segundo as normas da Organização Mundial de Saúde (Cogill., 2003). No total, 49% das crianças tinham peso a menos no início do estudo, sendo que as crianças do grupo de controlo apresentavam mais perda de peso (48%) em comparação com as do grupo do selénio (1%) aos seis meses (**Tabela 4.7**).Observou-se um aumento significativo do peso corporal e das pontuações Z do peso para a idade em todos os grupos etários nas crianças que tomaram selénio, em comparação com os controlos correspondentes, sendo a diferença nas pontuações WAZ entre os dois grupos significativa ($p<0,05$) aos seis meses (Quadro 4.3), pelo que, globalmente, a pontuação WAZ aumentou significativamente nas crianças que receberam selénio. O selénio forma o local ativo (SeCy) de um grupo de enzimas iodotironina deiododinases que catalisam a ativação e a desativação das hormonas da tiroide (Gibson *et al.*, 2005).

As hormonas da tiroide são responsáveis pelo metabolismo das proteínas, incluindo o crescimento, através da regulação da expressão genética e do metabolismo das proteínas (Allan *et al.*, 1999). Neste estudo, observou-se um aumento significativo do peso corporal e do peso para a idade em todas as categorias etárias das crianças testadas, em comparação com os controlos. Esta observação sugere, portanto, que a ingestão de selénio aumentou provavelmente o nível e a atividade das iodotironina desiodonases, o que resultou na deposição de proteínas mediada por genes, levando ao aumento de peso.

A infeção pelo VIH é acompanhada de alterações nutricionais progressivas e de alterações patológicas, sendo o ponto de corte do WAZ dos doentes pediátricos com VIH crítico -2SDs (Cogill., 2003). A observação deste estudo mostrou que todas as crianças do grupo de controlo se encontravam abaixo do ponto de corte do WAZ aos seis meses de idade e que, por conseguinte, estavam definhadas e que, se não fosse controlada, esta situação poderia evoluir para uma SIDA completa.

O aumento de peso nas pessoas que vivem com VIH está associado a uma melhor morbilidade e a uma redução da mortalidade e é utilizado como um indicador importante do acompanhamento do tratamento (Thilsted.,2003). Foi demonstrado que a manutenção e a melhoria do peso corporal em homens seropositivos assintomáticos estão associadas a um período de latência mais longo para a SIDA (Sharpstone *et al.,*1997). Esta observação também confirmou as observações de Niekerk *et al.*, (2002) na África do Sul, segundo as quais o aumento da ingestão de micronutrientes mantém o peso corporal das pessoas infectadas pelo VIH, pelo que é uma forma rentável de promover a sua saúde.

5.4   Correlação das células T CD4 com o sexo e a pontuação WAZ

Para estabelecer os factores de previsão do aumento das contagens de células T CD4, foi utilizada uma análise de regressão múltipla para avaliar a relação entre as contagens de CD4 como variável dependente e o sexo e os valores Z de peso-para-idade como variáveis independentes. No modelo de regressão; $CD4count=\beta +\beta_{01}\ idade+\beta_2\ WAZ+\varepsilon,$ o R quadrado é a proporção da variação na variável dependente explicada pelo modelo de regressão, enquanto o R ajustado^2 tenta corrigir o R^2 para refletir mais de perto a qualidade do ajuste do modelo na população. A variável dependente contagem de células T CD4 indica se a melhoria da imunidade de uma criança está correlacionada com a melhoria do WAZ ou do sexo. No modelo, esperávamos que β_1, que reflecte o efeito médio na saúde das crianças em resultado da administração de selénio, fosse >0, uma vez que o aumento de peso está sempre associado a uma melhor imunidade. No modelo, ε representa outras variáveis dummy, como factores psicossociais, diferenças individuais, efeito do estigma e outros factores bilógicos.

O R médio ajustado[2] para o modelo foi de 0,2016, o que implica que a variável (WAZ) explica apenas 20,16% das contagens de T CD4 no grupo de teste aos seis meses (Tabela 4.13). Isto implica que 79,84% da variação não é explicada pela alteração da WAZ. Isto pode dever-se a várias razões, uma das quais é o facto de poderem existir outras variáveis de influência que não foram incluídas no presente modelo, muito provavelmente um aumento da GSH-px (que se segue à ingestão de selénio). Estes resultados sublinham a importância da suplementação com selénio para melhorar a imunidade das crianças infectadas pelo VIH. Dado que o perfil demográfico era comparável no momento da inscrição (p> 0,05), o nível de selénio no organismo, refletido pela atividade da GSH-px, pode ser responsável pela maior alteração na contagem de células T CD4. Foi referido que o fator género afecta a eficácia do selénio (Veronique *et al.*, 2005). No entanto, a partir da análise, o modelo mostra que a alteração no parâmetro (WAZ) está estatisticamente associada à contagem de células T CD4, uma vez que o valor de p é de 0,007 a um nível de significância de 95% com a alteração das contagens de T CD4, entre as crianças que receberam selénio. Mostra ainda que o coeficiente β_1 é +252,23, o que confirma as expectativas anteriores. Como mostram os dados, não houve correlação significativa entre o aumento da contagem de células T CD4 e o sexo entre os controlos, confirmando ainda mais a observação com β_2 sendo negativo -138,23 e p de 0,495.

O selénio no organismo influencia tanto a imunidade mediada por células como a imunidade humoral (Burbano *et al.*, 2002), e a expressão de receptores de interleucina-2 (IL-2) que influencia a atividade dos linfócitos T citotóxicos (Kremidjian-Schumacher *et al.*, 2002) e aumenta a produção de interferão e a contagem de células T. A ausência de selénio leva à apoptose das células T CD4 e ao aumento da replicação do VIH através da ativação do fator nuclear kappa por aumento descontrolado da atividade de H_2O_2. Vários outros estudos mostraram uma relação entre a sobrevivência dos doentes e os níveis de selénio no sangue (Baum *et al.*, 1997, Campa *et al.*, 1999). Um estudo realizado em Miami em 2002 examinou os efeitos da administração de selénio a homens e mulheres adultos durante um período de 9 meses e mostrou que o aumento do selénio no organismo está associado a uma diminuição da carga de VIH no organismo e a uma melhoria da contagem de células CD4 (Hurwitz *et al.*, 2002).

Estudos anteriores mostraram uma associação entre níveis baixos de selénio no sangue das crianças e a sua sobrevivência (Kupka *et al.*, 2004, Campa *et al.*, 1999). Um estudo anterior também mostrou correlações entre a idade, o sexo e a atividade da GSH-px em adultos que tomam selénio (Veronique *et al.*, 2005). Isto foi atribuído à atividade do nível de estrogénio no sangue, especialmente em mulheres jovens. Neste estudo, não foi observada qualquer correlação ($p > 0,05$) entre o sexo e a contagem de células CD4, talvez devido à idade da população estudada, uma vez que o nível de atividade hormonal pode não ser um fator importante. Esta observação sugere que, nas crianças, a atividade da GSH-px, que se reflecte no nível de contagem de células T CD4, não é influenciada por nenhum dos dois factores.

5.5 Mudança na pontuação Z de peso para a idade entre rapazes e raparigas

Os dados analisados (Quadro 4.11) mostram que o WAZ médio das raparigas aumentou de -0,343 na linha de base para 0,314 nas que tomaram selénio, em comparação com o WAZ médio dos rapazes, que aumentou gradualmente de -0,491 para 0,201. Esta observação tende a sugerir que, quando as raparigas recebem selénio, há um lapso na resposta do WAZ inicialmente (fenómeno do tique) e é provavelmente influenciado por alguns outros factores. Uma análise mais aprofundada mostra que a prevalência global de peso a menos foi de 9% para as crianças que tomaram selénio, em comparação com as do grupo de controlo, que foi de 48% aos seis meses. Não é claro se o "fenómeno do tique" pode ser devido a diferenças na adesão do género, ao estigma ou à indisponibilidade de apoio domiciliário. No entanto, estes resultados são consistentes com observações anteriores (Rasmussen *et al.*, 2011, Deameaux *et al.*, 2003) de que, entre as mulheres adultas, o nível de tiroglobulina está diretamente relacionado com o nível de selénio ingerido, em comparação com os homens adultos, o que tende a sugerir que a pontuação WAZ das crianças do sexo feminino é provavelmente mais sensível à ingestão de selénio do que a dos homens. Este facto tem implicações na utilização do selénio como terapia, uma vez que sugere que, nas crianças do sexo feminino, a administração deve ser iniciada muito mais cedo do que nos rapazes. Entre os controlos, o WAZ das raparigas mostrou um ligeiro aumento de -2,536 para - 0,440 aos seis meses, em comparação com os rapazes, ambos os sexos permaneceram com peso a menos aos seis meses. A infeção pelo VIH é acompanhada de alterações nutricionais e patológicas progressivas, sendo o ponto de corte crítico do WAZ dos doentes pediátricos com VIH de -2SDs (Cogill., 2003).

A perda de peso é sempre crítica, uma vez que se caracteriza por um longo e progressivo declínio da saúde (Cogill., 2003). A resposta do indivíduo a um processo de doença crónica resulta num aumento das necessidades de nutrientes (Cogill., 2003). A perda de peso resultante é agravada pelo consumo inadequado de alimentos, tanto em quantidade como em qualidade, com micronutrientes adequados, incluindo selénio, devido a condições de doença que incluem perda de apetite, náuseas e vómitos. O stress psicológico e as insuficiências da resposta adaptativa exacerbam a perda de peso, que se manifesta por um baixo valor de WAZ, o que acaba por conduzir a uma deficiência funcional e a uma diminuição da competência imunitária (Consay *et al.*, 1999). O aumento da pontuação WAZ entre as crianças que tomam selénio é, portanto, indicativo da importância do selénio na gestão do VIH entre crianças dos 3 aos 15 anos de idade.

5.6 Níveis de selénio nos alimentos

Neste estudo, 17 tipos diferentes de alimentos analisados mostram que há uma grande variação nos níveis de selénio nos alimentos consumidos pelas crianças no local do estudo. As concentrações de selénio (mg Se/kg) variaram (Tabelas 4.14, 4.15, 4.16) com Achak Achak (*Laurnea cornuta*), 148.5 mg/kg; Planta aranha (*Cleome gynandra*), 121.5 mg/kg; Omena (*Rastrineobola argentea*), 51 mg/kg tendo o nível mais alto enquanto o peixe, tilápia do Nilo (*Oreochromis niloticus*), e perca do Nilo (*Lates niloticus*) tendo menos de 0.02µg/gm. Entre as culturas de cereais, *o Sorghum bicolor* spp.

(vermelho) continha 19,97 mg/kg, enquanto *o Sorghum bicolour* spp. (branco) tem uma concentração de selénio <0,02µg/gm. A maioria destes valores sugere que os vegetais tradicionais são acumuladores de Se, pois alguns estudos anteriores mostram que os acumuladores concentram selénio até 100 mg/kg nas suas proteínas (Melse-Boonstra *et al.*, 2007), embora sejam consumidos por poucos dos inquiridos neste estudo.

A biodisponibilidade do selénio depende da forma de selénio ingerida (Rayman, 2000). A forma orgânica tem maior biodisponibilidade em comparação com a forma inorgânica, quando a atividade da GSH-px é considerada como uma medida (Clausen *et al.*, 1998). A biodisponibilidade do selénio é também mais elevada numa dieta vegetariana (com Se na forma química de SeMet) em comparação com dietas de proteína animal (SeCy) (Alaejos *et al.*, 2000). Outros factores que afectam a biodisponibilidade do selénio incluem a idade e o sexo (Veronique *et al.*, 1991). A maioria (75,2%) dos inquiridos em

neste estudo consomem peixe (*Oreochromis niloticus, Lates niloticus*) e sorgo branco (*Sorghum bicolour spp.*) como alimentos principais, que têm muito pouco ou nenhum nível de selénio detetável (<0,02) µg/kg). Embora *Cleome gynandra* e *Laurnea cornuta* tenham acumulado altos níveis de selénio, estes vegetais têm um sabor amargo desagradável e, portanto, não são populares entre os residentes locais. São consumidos principalmente por pessoas idosas na região do estudo. Além disso, estes legumes são geralmente cozidos em água para remover o sabor amargo durante o processo de cozedura, o que leva a uma perda significativa de selénio. Este estudo sugere, portanto, que a ingestão alimentar de selénio nesta comunidade pode estar abaixo da ingestão de selénio recomendada pela US-FDA de 100 µg/dia, o que pode contribuir direta/indiretamente para a elevada prevalência de VIH de 14,9% (KAIS, 2012) observada na comunidade. Na comunidade estudada, a prevalência do VIH foi reduzida do pico (30%) em 2001 para 14,9% em 2009 (KAIS, 2012), em comparação com uma taxa de prevalência nacional de 6,9%. Pode concluir-se que o nível de Se na dieta em Pala é inadequado e está abaixo do valor diário de

ingestão de referência.

CAPÍTULO 6: CONCLUSÕES E RECOMENDAÇÕES

6.1   Neste estudo, concluiu-se que :-

(i)   A administração de levedura de selénio a crianças seropositivas levou a um aumento progressivo da pontuação Z do peso para a idade em todas as categorias de idade e sexo dos sujeitos do estudo ao longo de um período de seis meses, em comparação com os controlos correspondentes.

(ii)   A ingestão de selénio de levedura levou ao aumento da média das contagens de células T CD4 em todos os grupos etários de $(1029,8 \pm 543,1)$ para $(1179,4 \pm 613,10)$ dos indivíduos testados num período de seis meses, em comparação com os controlos.

(iii)   Não houve diferença significativa na alteração da contagem de células T CD4 entre os diferentes sexos nas crianças que receberam selénio de levedura.

(iv)   Verificou-se um aumento da pontuação Z do peso para a idade em todas as crianças que tomaram selénio, no entanto os rapazes tiveram um aumento mais gradual em comparação com as raparigas que tiveram uma diminuição inicial e depois um aumento rápido ("fenómeno do tique")

(v)   Verificou-se uma forte correlação entre as pontuações de peso para a idade (WAZ) e a contagem de células T CD4 durante o período de seis meses em estudo $(p<0,05)$ entre as crianças que tomaram selénio, $p>0,05$. O WAZ apenas explicou 20,16% do aumento na contagem de células T CD4, 79,84% do aumento não é explicado pelas variáveis independentes no modelo.

(vi)   Houve uma variação de selénio nos alimentos consumidos pelas crianças no local do estudo, os vegetais tradicionais tinham níveis mais elevados, enquanto o peixe e o sorgo branco tinham níveis indetectáveis $(<0,02mg/kg)$.

6.2   Recomendações para a política

Com base nas conclusões acima referidas, recomenda-se o seguinte

(a)   O selénio de levedura deve ser administrado como suplemento terapêutico complementar a doentes assintomáticos infectados com VIH e SIDA para melhorar as suas contagens de células T CD4.

(b)   Deve ser incentivada a produção e o consumo de *C. gynandra* e *L. carnuta* que contenham concentrações relativamente elevadas de selénio

(c)   A intervenção a longo prazo poderia incluir a fortificação com selénio dos alimentos habitualmente comprados e consumidos na comunidade.

6.3   Recomendação para investigação futura;

É necessária mais investigação para determinar:

(a) Impacto da utilização a longo prazo do selénio no ambiente.

REFERÊNCIAS

Aduma P (2002), AIDS in Africa, Perspectives and Challenges in Control, Institute of Research and Postgraduate Studies, *Public Lecture Series Maseno University*.citado em The Impact of HIV/AIDS on Rural Livelihoods In Kenya: Adesk Review, Ministério da Agricultura e do Desenvolvimento Rural (2002):20-21.

Akande T, (2006) HIV.AIDS and Agriculture; Implications for food security in West and Central Africa; *Systemic Initiative on HIV/AIDS and Agriculture*, Africa Rice Centre; 88-90. ISBN 9291133124 .

Adeyeye VA, (2006); Elements of A Frame Work for Analyzing, Combating HIV/AIDS and Protecting for food Security; HIV/AIDS and Agriculture, *Implications for Food Security in West and Central Africa;* 39-40. ISBN 9291133124.

Ainsworth, Caire, (2000), Once a Day Keeps AIDS at Bay, *New Scientist* 30 September 19.

Al Saleh, Al-Doush I, (1997) Selenium Levels in Wheat Grains Grown in Saudi Arabia (Níveis de selénio em grãos de trigo cultivados na Arábia Saudita): *Bulletin of Environment Contam Toxicology*; 59:590-594.

Alaejos S.M., Romero D.F.J, Romero DC, (2002) Selenium and Cancer: some Nutritional Aspects *Nutrtion;*16:376-383.

Burk.R.F,Hill K E., 2011 A importância da seleno-proteína P e da homeostase do selénio para a manutenção da integridade e das funções do cérebro e de outros tecidos IN Selénio; Perspectivas globais dos impactos nos seres humanos, nos animais e no ambiente. Banuelos, Lin, Yin e Duan (Eds) *Universidade de Ciência e Tecnologia da China* Press, Hefei, ISBN **978-7-312-02929-5**: 31-32

Buve. A, Ferry. B; Cerel. M; Monson L, E; Legarden, N. J. Robinson, M. Kohindo, J. Choge, N. Rutenburg, R. Musanda, M. Laurou, e E. Ekam (1999): Differences In HIV Spread in Four Sub-Sahara African *Countries, Study Group on Heterogeneity of HIV Epidemics in African Cities; Foundation Population in Sub Sahara Africa* ,Lusaka zambia.11-16.

Baltzar G.M., J Stover, T.M. Okeyo B.O.N. Hagembe; R. Mutemi; e C.H.O. Olola, (1999) *Epidemiological Aspects of HIV AIDS in Kenya, NASCOP, Fifth Edition Citado por* The Impact of HIV/AIDS on Rural Livelihoods In Kenya: Adesk Review, Ministério da Agricultura e do Desenvolvimento Rural (2002):20-21.

Baum. M. K., Shor-Posner. G., Lai. S., Zhang. G., Lai. H., Fletcher. M. A., Sauberlich. H., Page. J.B., (1997) High Risk of HIV-Related Mortality is Associated with Selenium Deficiency,*Journal of AIDS Human Retroviral* ,12:370-374.

Baum. M.K., Migues-Burbano. M.J., Campa A., Shor-Posner. G., Selenium and (2000) Interleukins in Persons Infected with Human Immuno Deficiency Virus Type 1.*Journal of Infectious Diseases. Dis;* 182:69-73.

Baum. M.K., Campa A. A., Miguez-Burbanox, Shor-Posner. G, (2001) Role of Selenium in HIV/AIDS, *Kluer. Academic Publishers* 2001: 247-256.

Berry.M.J, BanuL, Larsen PR.(1991), Type I iodothyroninedeiodinases is selenocystein containing enzyme *Nature*, 349: 438-440.

Betz. M; Fox B.J: (1991) Prostaglandins E2 Inhibits Production if Th 1, Lymphocytes, but not Th2 Lymphocytes: *Journal of Immunology*, 146:108-113.

Beach.R.S, Mantero-Atienza E, Shor-Posna.G, JavierJJ, MorganR (1992) Specific Nutrient Abnormalities in Asymptomatic HIV-1 Infection. *AIDS* 1992,(6) 701708.

BeatonGA,Kellyj,KevanyR,Martorell,MasonJ,(1990), Appropriate Uses of Anthrometric Indices In Children, United Nations ACC/SCN,Geneva Citado por Cogill B(2003) in *Anthropometric Indicators Medida Gude, Edição revista,*31-32.

Burk. R.F., Hill. K.E. (2005) Selono-Proteína P: An Extracellular Protein with Unique Physical Characteristics and Role in Selenium Homeostasis .*Annual review of Nutrition*,25;215-235.

Barceleux D.G, (1999), Selénio; *Jaurnal of Toxicol*: 37:145-172.

Bethony J, Brooker S, Albonico M, (2006) Soil-Transmitted Helminthes Infections: Ascariasis, Trichuriasis and Hookworm. Lancet: 367:1521-1532.

Birbeck, G (2007) Falta de tratamento adequado para pessoas com co-morbilidade entre VIH/SIDA e epilepsia na África Subsariana. *Epilepsia* 48 (7); 1424-1425.

Birbeck G, E. Chomba. M. Kvalsund, R. Bradbury, C. Mangombe, K. Malama, T. Kaile, B. A. Byers e N. Organek, (2009). Antiretroviral Adherence in Rural Zambia;The First Year of Treatment Availability. *The American Journal of Tropical Medicine and Hygiene,* 80 (4): 669-674.

Campa A; Shor-Posner G, Inda Cochea (1999) Foetal Mortality Risk in Selenium Deficient HIV/AIDS Positive Children. *Journal of Acquired Immune Deficiency Syndrome and Human Retroviralogy* 1999; 20:508-513.

Verificar. W., (2002) AIDS Philadelphia; *Chelsea House Publishers*;48-49.

Cowgill, U.M., (1997) Citado por Harold Foster, The Distribution of Selenium and Mortality Owing to Acquired Immune Deficiency Syndrome in Continental United States *Biological Trace Element Research*, 56; 43-61.

Constantes. J. Pellegrin HL, Sergeant C., (1995) Serum Selenium Predicts Outcome in HIV Infection. *Journal of Acquired Immune Deficiency Syndrome Hum Retroviral* 10;392.-393.

Escriturário. M.L., Harvey. D.G., Humphreys. D.J., (1981) Veterinary Toxicology, Second Edition, *English Language Book Society e Bellaire Tendal; 70-72.*

Clausen J, Nielsen SA., (1988) Comparison of whole Blood Selenium Values and Erythrocyte Glutathione Peroxidase Activities of Normal Individual on Supplementation with Selenate, Selenite, L-Selenomethionine and High Selenium Yeast. *Pesquisa em Biologia de Oligoelementos;* 15; 125-138.

Contempre.B, de Escobar GM,Denef J.F(2004) Thiocynate induces cell necrosis and Fibrosis in Iodine Deficient rats thyroids: a potential experimental model for myxedemotous endemic cretinism in Central Africa,

Cogill .B(2003) Anthropometric Indicators Measurement Guide,Revised Edition; FANTA, *Academy for Educational Development, 1825 Connecticut Avenue, N.W. Washington .D.C.* 20009-5721 :43-48.

Dumitrescu .A.M, Liao .X.H, Abdulla.M.S, e (2005) Mutações no SECCISBP2 resultam num metabolismo anormal das hormonas da tiroide. *Nature Genetics* 37:1247-1252.

Domingo E,(1997), Rapid Evolution of genomes. *Journal of Nutrition.*127;958s-561s.

Derumeaux. H, Valeix.P, Castetbon .K,(2003) Association of selenium with thyroid volume and echostructure in 35 to 60 year old French adults. *Jornal Europeu de Endocrinologia,* 148; 309-315.

Diplock. A. T.T., (1993) Indexes of Selenium Status in Human Populations. *American Journal of Clinical Nutrition 57:256-258.*

Dumont. E., Vanhaecke. E., Cornenelis. R. (2006). Especiação de Selénio da Fonte Alimentar aos Metabolitos: Critical Review. *Anal Bioanalysis Chemistry. 358:13041323.*

Droge. W., Breitkentz. R., (2000), Glutathione and Immune Function. *Proc Nutritional Society;* 59:600-601.

FPPS, (2001) The Burden of Care and Support on Grand Parents for HIV/AIDS in Selected Areas in Kenya. *Setor Privado de Planeamento Familiar - FPPS* (2001) Nairobi, Quénia.

Foster. H.D. (2003), Why HIV-1 has diffused so much more rapidly in Sub-Sahara Africa than North America. Medical. *Medical Hypothesis* 2003; 60:611-614.

Foster. H.D. (2002), Disease family trees to possible Roles of Iodine in Goiter, Cretinism, Multiple Sclerosis, Lateral Sclerosis, Alzymer's e Foster. H.D., What Causes AIDS? Series outside the *Box, Biblioteca Nacional do Canadá Dados de Catalogação na Publicação.*

FAO.IFAD (2002), Labor Saving Technologies and Practices for Farming and Household Activities Under Conditions of Labor Stress: *A Study of Constraints and the Impact of HIV/AIDS on Household Livelihoods in Busia and Bondo Districts, Western Kenya,* 18-22.

Foster H.D (2004) How HIV causes AIDS; Implication for treatment and Control. *Medical Hypothesis;*62;549-553.

Fowzi W.W,Msamanga G.I,Spiegelman D,Urassa E.J.N,McGrath N,Mwakagile M, Antelman G, Mbise R,Herrera G,Kapiga S,Willet W,Hunter DJ,(1998) Tanzania vitamin and HIV infection trial of Multivitamin trial Team. Randomized Trial of effects of vitamin supplements on pregnancy outcomes and T cell count in HIV-1 infected women in Tanzania .

Ferreti R. J., Levander OA, (1974); Effects of Milling and Processing on Selenium Content of Grains and Cereal Products. *Journal of Agricultural and Food Chemistry;* 22:1049-1051.

Finley J.W., (2003) Reduction of Cancer Risk by Consumption of Selenium Rich Plants (Redução do risco de cancro através do consumo de plantas ricas em selénio): Enrichment of Broccoli with Selenium Increases the Ant Carcinogenic Properties of Broccoli. *Journal of Med Food* 6: 19-26.

Fonck K (2005) Increases Risk of HIV in Women Experiencing Physical Partner Violence in Nairobi,: *AIDS and Behaviour* 9(3) 335-339.

Fraser-Hurt N (2008), Theoretical Considerations and Practical Suggestions for Shifting the Focus of HIV Prevention in East and Southern Africa on what Really WorksPress.

Gelmon L (2009), *Kenya HIV prevention and Modes of Transmission Analysis*. Nairobi, Conselho Nacional de Controlo da SIDA do Quénia, 15-16 .

Grimble R.F, (1997) Effect of anti-oxidative vitamins on immune function with clinical applications (Efeito das vitaminas anti-oxidantes na função imunitária com aplicações clínicas). *International Journal of Vitamins Nutrition Research*, 67; 312-320

Gillespie S, Haddad L,(2002),Food security as a response to AIDS. *Relatório anual do IFFPRI 2001-2002.*

Goyens. P, Golstand, Nsombola, B, Vish, Dumont J.E. (1987), Deficiência de Selénio como Possível Fator na Patogénese do meu Cretinismo Edematoso, *Ata Endocrinol* 114:497-502.

Gibson. R.S. (2005), Principles of Nutritional Assessment Oxford: *Oxford University Press, Oxford UK.*

GART (2006) Mitigating HIV/AIDS in Sub-Sahara Africa through Selenium in Food; *Agrotechnology Consult Africa, Maatmansweg16, 7451 LS The Netherlands* B.V, 45-49.

Hatting Z. (2005), The Health and Nutritional Status of HIV Positive Women (25-44 years) in Mangaung *Faculdade de Nutrição Humana, Universidade de Free State, Bloemfontein.*

Harper. H.A., Rodwel V. W., Mayes P.A. (1977), *Review of Physiological Chemistry 16th Edition, 140-141.*

Hellen J (2002) AIDS Africa, Continent in Crisis *SAFAIDS* 38, 40.ISBN;0-7974-2428-8

Hooper. E. (2004), The River, Londres, Penguin; 50-51

Hurwitz, E.B., (2007) Selenium Supplements May Slow Progression of HIV AIDS, *Medicine Net.*167: 148-154

Hurwitz B E, Klaus JR, Llabre MM, (2007) Supressão da Carga Viral da Imunodeficiência Humana Tipo 1 com Suplementação de Selénio: A Randomized Controlled Trial. *Arquivos de Medicina Interna;* 167:148-154.

Hiscott J, Kwontt; Genin P (2001) Hostile takeovers, Viral Apropnation of NFKB Pathway: *Journal of Clinical Investigation*; 107:143-151.

Higgs D.J, Morris VC, Levander OA (1972), Effects of Cooking on Selenium Content of Foods Journal of *Agriculture and Chemistry;* 20:678-680.

Haldimann M, Duffosse K, Mompart A, Zimmerli B (1999), Occurrence of Selenium on Food of Animal Origin in Sweissmarket.*Mitt Lebensmitt Hygiene*: 90:241-281.

Janeway. C.A; Paul T; Mark W, D, J C (1999), Immuno-Biology, London *Current Biology Publications,;* 445 - 446.

Jones. M.L. (1965), Veterinary Pharmacology and Therapeutics, Third Edition, Iowa State University Press, Ames, Iowa, EUA; 967-972.

Jayne T, Yamano (2004) Measuring the Effect of Prime Age Mortality Deaths in Kenya, *Tegemeo Institute Of agricultural Development And PoliyFebruary*,20 03;1-2.

Jayne T, Opiyo P, Nzyuko S, Kirimi L, Rugalema G, Villarreal M, Stoukal L, Otieno S.B, (2010); The Changing Face of HIV and AIDS in Rural Kenya: *Michigan State University e FAO Publication* 4-6.

Jezek.P, Skarpa.P, Losak.T, Hlusek.J, Juzl.M,Elzner.P,(2012), Selenium an important Antioxidant in crops biofortification *Journal of Environmental Health* 15; 345-350 .

Inquérito sobre Indicadores de SIDA no Quénia (2012) Inquérito sobre Indicadores de SIDA no Quénia; *Relatório final, setembro de 2009.*

Kajuna S J (2009) Estudo do efeito da esporolina na imunidade de doentes assintomáticos com VIH tipo 1 positivo: *Um ensaio de controlo aleatório.*4-14

Kiama W (1999), Where are Kenyas' Homoxesuals? *AIDS Anal Africa* (5):9-10.

Kohrle J. (2005) Selénio e controlo do metabolismo das hormonas da tiroide. *Thyroid,*15: 12731280.

Knowles, S.O., Grace, K., Wurms e J. Lee (1999), Significance of Animal and Form of Dietary Selenium of Blood, Milk, and Casein Selenium Concentrations in Grazing Cows, *Dairy Science* 82; 429-437.

Kupka R, Msamanga GI, Spiegelman D (2004), Selenium Status is Associated with Accelerated HIV Disease Progression among HIV 1 Infected Pregnant Women in Tanzania *Journal of Nutrition*:134:2556-2560.

Kupka R, Garland M, Msamanga G, Spiegelman D, Hunter D, Fawzi D,2005 Selenium Status, Pregnancy Outcomes, and Mother to Child Transmission of HIV-1, *Journal of Acquired Immune Deficiency Syndrome* ; 39; 203-204.

Kirimedjian-SchumacherL, Roy M, Wishe HI, Cohen MW, Stotkzky (2009), Supplementation with selenium and human immune functions. I Effect on cytotoxic lymphocytes and natural killer cells, *Biofactors*; 14; 161-168.

Karnofsky.D.A, Burchenal JH, (1949), Clinical evaluation of chemotherapeutic agents in cancer.(In)*Evaluation of Chemtherapeutic Agents.*(Eds.)CM Mcleod, 196, New York; Colombia University Press cell functions. *Biology of Trace Elements Research* 41;115-127.

Look.M.P,Rockstroh J.K,Rao G.SBartonS,Lemoch H, Kaiser R,KupferB,SuphopT,SpenglerU,(1998), Sodium Selenite and N-Acetylcysteine in antiretroviral naive HIV-1 Infected patients: randomized controlled pilot Study; *Euro-journal of clinical investigations* 28:389-397.

Larnsky.S.B, List M.A, Lansky .L.L-, Ritter Steer C,(1987), Measurement of performance in child hood cancer patients.*Cancer.*60:1651-1656.

Longfield K, (2004) Relationships Between Older Men and Younger Women; Implication to STI/HIV Studies in Family Planning, 35 (2) 125-134.

Mano R, Chipfupa U, (2005) Empirical Assessment of Impact of HIV/AIDS on Agricultural Performance and Food Security of Rural Families; *FANPRPAN -Zimbambwe, 60-83.*

Millipore (2009) Guava Auto CD4/CD4% System, *The Power of Easy and Affordable T- Cell Counting* .

Michael D (1997) AIDS drugs Cocktails fail in the real world *New Scientist 11 de outubro*; *11.*Immune Function. *Immunology Today,* 19:342-345.

MoLFD (2004), Impact of HIV and AIDS on Fisheries and How the Ministry of Livestock and Fisheries can respond. *Relatório do estudo sobre o impacto da SIDA na economia das pescas no Quénia, EPOS Health Management, 30-35* .

Meltzer.H.M, Bibow.K, Paulsen.I.T, Mundal.H.H, NoheimG, Golm.H,.(1993) Different bioavailability in humans of wheat and yeast selenium as measured by blood platelet response to increased dietary selenium .*Biology of trace element research;*36:229-241.

Mitoko-Ohayo .G. J .A (1995), Concentrations of Heavy Metals, Organochlorine Pesticides, Organic and Microbial Pollution in the Nairobi River and its Tributaries,Volume1: Governo dos Países Baixos; *Embaixada Real dos Países Baixos, Nairobi, Quénia.* 19-20.

Moutairou .E, (2005), Fortification of Foods for HIV/AIDS-Affected People, Iniciativa Sistémica sobre HIV/SIDA e Agricultura (SWIHA), *HIV/SIDA e Agricultura: Implications for food Security In West Africa*; 25-28.ISBN,9291133124

Conselho Nacional de Controlo da SIDA (2011) Kenya HIV and AIDS Estimatates 2010 and projected incidence and prevalence 2011-2015National AIDS Control Council Nairobi, Kenya. 4-5.

National Aids and STI Control Program (2005) AIDS in Kenya, Background, Projections,

Impact and Interventions, *National Aids Control Programme, Nairobi.*

Conselho Nacional de Controlo da Sida (2007), Kenya HIV/AIDS Data Booklet, Nairobi, Quénia; 14-16.

Ndinya A, Nduati R, Richardson B.A, Mbogori N, Mwatha A, Bwoyo, Onyango F.E, Kreis J, (2001) *Effects of Breast Feeding Among HIV-AIDS Infected Women, Randomized Trial; Lancet*; 15:1651-1655.

Omosa. M (abril de 2005), The Youth Driven Initiative Project. A Baseline Survey Report Submitted to the Family Planning Association of Kenya, citado em *Desk Review of the impact HIV/AIDS in Agricultural Setor in Kenya; Institute of Policy Analysis;* 10-12.

Owuor. M.R.B (2002), Suggested Workplace Guidelines on HIV/AIDS Prevention and Management, Federation of Kenya Employers Nairobi Citado por Omiti J, Omosa,M em *Desk Review of the impact HIV/AIDS in Agricultural Setor in Kenya; Institute of Policy Analysis:* 11-15

Ochola, O. W, Muhia Njeri, R, Mwarasomba, L.I. (2000), Culture, Traditions, and Society the Challenge to Natural Resource Management, *A Report from Scio- cultural Study of the Lake Victoria Region: Quénia*;13-,23.

Oquntibeju O (2005); Van Den Heever WMJ, Van Schalkwijk FE, An Analysis Baseline Dietary Intake of HIV-Positive/AIDS Patients (Ingestão Dietética Basal de Pacientes HIV-Positivos/SIDA). *Med Techn SA* 19:3-9.

Otieno.S.B, Were.F, Kabiru.E.W, Waza.K (2014) Study of selenium content in foods in a high HIV Prevalence community, A case study in Pala Bondo District Kenya**, in** *Selenium in the Environment And Human Health,* Banuelos,Lin and Yin (eds**);** Taylor and Francis Group, London.62-64, ISBN 978-1-138-00017-9.

Okello I (2008); Luo Traditional Practices and HIV transmission; Rapid Assessment of Community practices in Rural Western Kenya. Apresentado na Reunião Anual da Universidade de Nairobi: 12-19 .

Piwoz T, Preble (2000), HIV/AIDS and Nutrition: are view of literature and recommendation for Nutrition Care and support in sub-Sahara Africa; projeto SARA. Washington DC; Academia para o Desenvolvimento da Educação, citado em *HIV/AIDS ,Nutrition, and Food Security: What Can We Do,* A synthesis of International Guidance, Banco Mundial, 45-48.

Perhrson, B.K., Outman, N., Madjid. E U. Trafiwsko (1999). Influências do selénio dietético como levedura de selénio ou selenito de sódio na concentração de selénio no leite de vacas em aleitamento e no estado de selénio dos vitelos, *Journal of Animal Science* 77:3371-3376.

Rasmussen L, SchomburgL, Kohrle J,(2011). Estado do selénio, volume da tiroide e formação de nódulos múltiplos numa área com deficiência ligeira de iodo. *Jornal Europeu de Endocrinologia*, 164;585-590.

Rayman.M.P (2000) Importance of Selenium in Human Health (Importância do Selénio na Saúde Humana). *The Lancent;356:233- 241.*

Rayman. M.P (2002), The argument for Increasing Selenium Intake (O argumento para aumentar a ingestão de selénio). *Proc Nutrition Society 2002* 61:203-215.

Reilly C, (1996) Selenium in Food and Health, Londres; Blackie *Academics and Professional.*

Stehbens .W.E,(2004), Oxidative stress in viral hepatitis and AIDS .*Experimental Molecular Pathology;*77:121-132

Staal .F.J., RoedererM, Herzenberg.L.A.,(2008) Intracellular Thiols Regulate activation of Nuclear fator kappa B and transcription of Human immune Deficiency Virus;*Proc.National Academy of Sciences USA*; ISBN, 87;9943-9947.

Strasser .S,Egge K, (2005),Measuring the Impact of Targeted Food Assistance on HIV/AIDS-Related Beneficiary Monitoring and Evaluation indicators In *AIDS, Poverty and Hunger Challenges and Responses* ed.Stuart Gillespie; International Food Policy Research Institute, K Street,N.W.Washington,D.C:310-350.

Su D,Novoselov .S.V, Sun Q.A,MoustafaME, Zhou Y,Oko R,Hatfield D.L,GladyshevV.N(2005).Mammalian selenoprotein Theoredoxin/glutathione reductase;roles In disulfide bond formation and sperm Maturation. *Journal of Biology Chemistry*; 280;26491-26498.

Schomburg, L, Dumitrescu A.M, Liao XH, (2009*).* A suplementação com selénio não corrige o defeito de síntese da selenoproteína em indivíduos com mutações no gene SBP2. *Tiroide;* 19;277-281

Schomburg L,Schweizer U,Holtmann B,Floe L,Sendtner M, Kohrle J; (2003)Gene disruption discloses discloses the role of seleno protein P in selenium delivery to target tissues. *BiochemistryJournal*;370; 397-402

SimonV,Ho D.D, Karim Q.A,(2006) HIV epidemiology, pathogenesis ,prevention and treatment. *The Lancet* 231;368-489.

Stewart. G., Kadilla, S (2005), HIV/AIDS and Food and Nutrition Security, from Evidence to Action, *International Food Policy Research Institute.* Washington DC:30-39.

Stewart. G., Henric F., Suzzane, F (2007), Nutrition and HIV Infection; *Encyclopedia of Public Health* (Submitted for Publication).

Sharpstone S., Ross, M, Murray, C Phelew M., Gizzard, B (1997), The Influence of Nutritional and Metabolic Status on Progression from a Symptomatic HIV Infection to AIDS. *Nutrition 13;270-271.*

Semba R D., Grey, G E (2001), Human Immunodeficiency Virus Infection in Nutrition and Health in Developing Countries, *Human Press*,237-266, Totowa. .

Sappey. G, Legrad-Poets. S., Best B.M, Farier A, Rentier. B, Piete. J (1994). Stimulation of Glutathione Peroxide Activity Decreases HIV Type 1 Activation After Oxidative Tress.*AIDS Research Human Retrovirus,* 10:1451-1461.

Surai. A.I. P. (2006), Selenium in Nutrition and Health, Norttingham; *Norttingham University Press,* 2006.

Storey T. D.M,(1993), Filariasis : Nutritional Interactions in Human and Animal Host.*Parasitology* 107(sppl.),147-158.

Thomson. S.D (2004), Assessment of Requirements for Selenium and Adequacy of Selenium Status: A Review; *Euro Journal of Clinical Nutrition, 58:391-402.*

Taylor, E. W (2005), Antiretroviral Research .

ONUSIDA (1995), Epidemiology Fact Sheet, *Country Report on Blood Screening 26;271- 286.*

UNAIDS, Epidemiology Fact Sheet (2005), *Country Report on Blood Screening.*

UNAIDS/UNICEF/OMS (2002), Epidemiological Fact Sheets on HIV/AIDS and Sexually Transmitted Diseases, Update UNAIDS.

US Department of Agriculture (USDA) (2002) National Nutrient Data Base for Standard Reference, Release 15, Nutrient Data Laboratory.

Varder-Pass J, Contempre' B, Dualem, Goosens. W, Ngo.B, (1990), Deficiência de iodo e selénio associada ao cretinismo no Norte do *Zaire. Jornal Americano de Nutrição Clínica* 52:1087-1090.

VeroniqueD, MoniqueF, PatriceF, Nicoleb, Jean-CharlesR, Dannie lR (2005), Distribution of Selenium in Plasma of French women: Relationship to Age and selenium status, *Laboratory de biochimiec,Hospital Michallon France. British Journal of Nutrition* 78: 379-396 .

Van Dael P, Vlaemynck G, Van Renterghem R, Deelstra H (1991) Selenium Content of Cow's Milk and its distribution in Protein Fractions. *Z Lebensittel Untersuchun Forschung;* 192:422-426.

Ward DE (1999) The Am FAR AIDS Hand Book; *The Complete Guide to HIV and AIDS; New Yolk. WW Norton and Co Limited.*

OMS (1998), Information Fact Sheet, n.º 194, *Antimicrobial Resistance.*

OMS/FAO (2004) Vitamin and mineral requirements in Human Nutrition. *Segunda edição.*

Wekesa. E (2000). O Impacto do VIH/SIDA na Sobrevivência e Desenvolvimento da Criança, Quénia. *AIDS Analysis Africa 10(4),5-8 Dez. 1999/JAN*

Whiteside. A (2008), HIV/AIDS Avery Short Introduction; *Oxford University Press*;1- 20

Willis. R.J.B (2002), The AIDS Pandemic, Standborough Press Ltd; 10,50.

William.R.M, Stephen GC ,(2008) Manual de Análise Elementar: Secção 4. 4A, Inductively Coupled Plasma-Atomic Emission Spectrometric Determination of Elements in Food Using Microwave Assisted Digestion; *Appendix A Supplemental Information of In-house Method*

Validation Version I (junho de 2008)

Zwik.S.N,Schneider. H ,(2000), Cheaper antiretroviral to treat AIDS in South Africa; *British Medical Journal,* 320:1551-1552.

Zagrodzki P,Szmigie H,Ratajczak R, Szybinski Z, Zachwieja Z(2000) The Role of Selenium in iodine metabolism in children with Goitre. *Environmental Health perspectives,* 108(1):67-71.

7.1 FORMULÁRIO DE CONSENTIMENTO DO DOENTE

PART I

É-lhe pedido que se ofereça livremente para participar neste estudo. Antes de decidir participar, gostaria de lhe fornecer as seguintes informações sobre o estudo: pode pedir qualquer esclarecimento, nomeadamente sobre terminologias ou procedimentos que possam não ser claros.

OBJECTIVO

O objetivo deste estudo é investigar o efeito da levedura de selénio nas contagens de células T CD4 e na pontuação Z de peso para a idade de crianças seropositivas. O estudo centrar-se-á nas crianças seropositivas de Nyamasaria.

PROCEDIMENTO DE ESTUDO

Com o vosso consentimento, 2 mililitros de amostras de sangue serão retirados do braço das crianças por venopunção e recolhidos em frascos esterilizados. Serão observados rigorosamente os procedimentos assépticos; também recolherei amostras de alimentos consumidos pelas crianças nos lares de Nyamasaria.

ELEGIBILIDADE

As crianças serão elegíveis para este estudo se forem seropositivas, se estiverem na terceira fase da OMS e se derem o seu consentimento para participarem no estudo.

RISCO E DESCONFORTO

A participação estará associada a um risco e desconforto mínimos. O desconforto possível será a dor, a hemorragia e o inchaço, mas espero que seja mínimo.

CONFIDENCIALIDADE

A equipa do estudo terá todo o cuidado em manter a confidencialidade da sua participação neste estudo. As suas amostras serão identificadas por um número codificado. As informações deste estudo serão utilizadas em relatórios, mas o seu nome não será utilizado.

PART II

descreveu-me o que vai ser feito e os benefícios do estudo. I   de.   dou por este meio

Autorização para Filha/filho nomeado..

.... para ser incluído no estudo dos efeitos comparativos do selénio na patogénese da

SIDA. Compreendo que a criança não tem de ser incluída no estudo se mudar de ideias.

Compreendo também que a decisão de participar ou não neste estudo não alterará os meus cuidados

médicos habituais e a utilização das informações geradas para este estudo em publicações em que a

minha identidade permanecerá anónima. A natureza do estudo foi-me explicada na íntegra e

implicará a realização de exames gerais, incluindo a medição da altura, do peso e da idade, a

medição do perímetro do braço e da espessura das dobras cutâneas, entre outros, cujos resultados

permanecerão confidenciais. Os benefícios do estudo foram-me explicados. Não me foi prometido

qualquer ganho material para ser incluído no estudo. Tendo compreendido o acima exposto,

concordo voluntariamente em participar no estudo.

....Data de assinatura ....
Expliquei a natureza do estudo às pessoas acima referidas
participante.SignedDateTel. **Contacto,** 0719816106

7.2 QUESTIONÁRIO DE ANTROPOMETRIA INFANTIL (Nyamasaria)

Medição do peso

Identificação do agregado familiar ....

Data da entrevista...

Nome	ID da criança	Data de nascimento	Idade (anos)	Sexo	Peso em Kg

7.3   QUESTIONÁRIO PARA A RECOLHA DE DADOS SOBRE AS CRIANÇAS NO CONDADO DE NYAMASARIA KISUMU
QUESTIONÁRIO DE RECOLHA DE DADOS PARA O ESTUDO CLÍNICO

Dados demográficos

Código do doente ....

Nome da criança (facultativo)..

Idade da criança ....

Sexo..

Quando foi diagnosticado pela primeira vez.............................

Quando é colocado em tratamento...

Quando foi a última vez que foi à clínica ....

1   há uma semana ( )

2   semanas   ( )

Dados demográficos do agregado familiar

1   ID do agregado familiar...

2   ID dos clientes...

3   Nome do chefe do agregado familiar ....

4   Localização..

5   Sub-localização...

Religião

1   cristão...........

2   Muçulmano

3   Outros ....

Número de crianças
1 Crianças < 6 anos
2 Crianças > 6 < 10 anos
3 Crianças > 10 anos

Detalhes da criança

É mãe Vivo Sim 1 N.º 2	A mãe está morta? Sim.....2 Não 1	De que é que a mãe morreu? Acidente... ...1 Doença crónica ....2 VIH e SIDA ....3 Nascimento de crianças ....4 Outros... .5	É o Pai da criança Ainda vivo Sim...1 No....2	Se morto, de que é que morreu? Acidente..........1 Doença crónica...2 VIHeSIDA 3 Outros ....4.	Qu ando Ele/ela morre Um mês... ..1 Seis meses. .2 Um ano 3
Porque é que a criança foi viver para a sua casa? 1 Mãe Morreu 2 Pai falecido 3 Ambos os pais Faleceram 4 Não	Se o progenitor morreu De que é que ele/ela morreu 1 acidente 2 Doença crónica 3. VIH e SIDA 4. Nascimento da criança 5 Outros	Que idade tinha a criança quando o progenitor morreu Idade (anos)	Que idade tinha a criança quando veio viver consigo? Idade (anos)	Quando é que a criança foi viver para a vossa casa? Data/mês/ano	De onde veio a criança Irmão 1HSE 2Relativo HSE 3Saúde de um não parente 4 HSE dos pais 5Outro Especificar	Comparar a sua situação económica com a da criança 1 Pior 2 Melhor 3 O mesmo
dinheiro para cuidar da criança 5 Doença dos pais						

Saúde Doença aguda nas últimas 4 semanas

Nome	Durante os últimos 4 semanas lias (Nome do Cliild) tem tinha. cougl. frio. diaithea. ou qualquer doença Sim(doença. 1.2.3.4)	Quando é que isto aconteceu? doença começar 1 por semana 2 Por mês 3Seis semanas 4 Especificar	Diu ing últimos 4 meses did(NAME) Tenho algum outra doença Sim 1 N.º 2	Doença este começa men r os do que seis meses há? Sim 1 N.º 2	Durante quanto tempo (NANIE) sofrer de o últi mo doença? 1 dia .... 1 1 semana...2 1 mês... 3 6 meses. 4	Em caso de doença, pode descrever os sintomas? (NOME) sofria de durante a última doença? Dianhea crónica... Dianiiea Sangrenta2 Perda de peso. 3 Febre.............. 4 Pinta de pele ..5 Fraqueza ....6 Vómito.......... 7 Pugilismo...... S Sangue de Cougli....9 Dor abdominal... 10 Perda de Apetite ....11 Dor de garganta ....12 Mudança da cor do cabelo. 13 Arrepios ....14 Cabeça seve ra dor..........15 Febre (Cluónica) ....16 Febre (aguda)... 17 Desordem Mental. 18

História médica da criança

Alguém foi consultado sobre a doença? Sim 1 Não 2	Onde é que o (NOME) prestou cuidados?	Trata-se de um projeto público ou privado? estabelecimento Público 1 Privado ..2 Missão 3 Outros 4 Fonte de cuidados Hospital 1 Saúde Centro.... 2 Dispensário 3 Clínica4 Farmácia 5 Saúde tradicional6 Outros, especificar 7	Quanto tempo demorou a chegar a este local Minutos 1 Um dia 2	Que doença a juventude bebeu a(NOME) era de que sofre? SIDA/VIH..1 Herpes Zooster....2 Tifoide... ..3 Sarampo .. 4 TB............ 5 Malnutrição 6 Pneumonia.7 Diarreia...... 8 Diarreia com sangue....9 Diabetes...10 Malária .... 11 Outros...... 12	O(a) (NOME) teve alguma outra doença nas últimas 4 semanas Sim..... 1 No....2	De quantas outras doenças sofreu o(a)(NOME) no passado4 semanas p

Doenças crónicas - viver atualmente com a doença há mais de 6 meses

O (NOME) sofre de alguma doença há mais de seis meses? Sim 1 Não 2	Há quanto tempo começou este problema de saúde? Mês ...Í Ano 7	Esta condiçã o foi diagnosticada por um profissional de saúde? Sim...1 No....2	Que condição é que o clínico diagnosticou 9 (CÓDIGO)	Quais são os sintomas que o (NOME) tem?	O(A) (NOME) sofre de diarreia há muito tempo? Sim 1 N.º 2	Tem (NOME) Perda de peso nos últimos meses Sim 1 N.º 2	Sofreu(NA ME) de febre recorrente durante um mês Sim 1 N.º 2	Sofreu (NA ME) erupção cutânea recentemente Sim 1 N.º 2

CÓDIGOS	
Diarreia crónica	1
Diarreia Sangrento	 2
Perda de peso...	 3
Febre	 4
Erupção cutânea	 5
Fraqueza......	 6
Vómito	 7
Tosse	..8
Tossir sangue.	...9
Dor abdominal	..10
Perda de apetite	.11

Consumo de alimentos pelas crianças

Item alimentar	Código	Consumiu este produto nos últimos 7 dias?
Cereais	211	
Sorgo	212	
Branco	213	
Castanho	214	
Vermelho	215	
Fingermillet	216	
Milho		
Amarelo	217	
PopCorn	218	
Outros	219	
Legumes		
Folhas de feijão-frade	431	
Grama verde	432	
Folhas de aranha	433	
Achak Achak	433	
Outros	434	
Peixe		
Perca do Nilo	541	
Tilápia	542	
Fulu	543	
Omena	554	
Outros	545	

7.4. TRANSPARÊNCIA ÉTICA

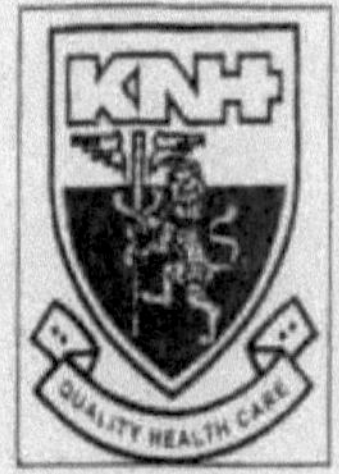

KENYATTA NATIONAL HOSPITAL
Hospital Rd. along, Ngong Rd.
P.O. Box 20723, Nairobi.
Tel: 726300-9
Fax: 725272
Telegrams: MEDSUP", Nairobi.
Email: KNHplan@Ken.Healthnet.org
11th December
2009

Ref: KNH/UON-ERC/ A/125

Mr. Samwel Boaz Otieno
P O BOX 19714
NAIROBI

Dear Boaz

" EFFECTS OF YEAST SELENIUM ON HIV1 PATHOGENESIS IN HIV INFFECTED CHILDREN AT ORONGO WIDOWS AND ORPHANS ,NYAMASARIA IN KISUMU KENYA" (P202/8/2009)

This is to inform you that the Kenyatta National Hospital Ethics and Research Committee has reviewed and **approved** your above revised research proposal for the period 11th December 2009 –10th December 2010

You will be required to request for a renewal of the approval if you intend to continue with the study beyond the deadline given. Clearance for export of biological specimen must also be obtained from KNH-ERC for each batch.

On behalf of the Committee, I wish you fruitful research and look forward to receiving a summary of the research findings upon completion of the study.

This information will form part of database that will be consulted in future when processing related research study so as to minimize chances of study duplication.

Yours sincerely

PROF. A N GUANTAI
SECRETARY, KNH/UON-ERC

c.c. Prof. K.M. Bhatt, Chairperson, KNH-ERC
     The Deputy Director CS, KNH

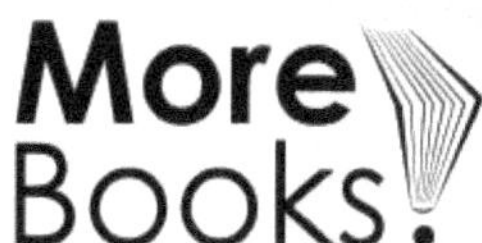

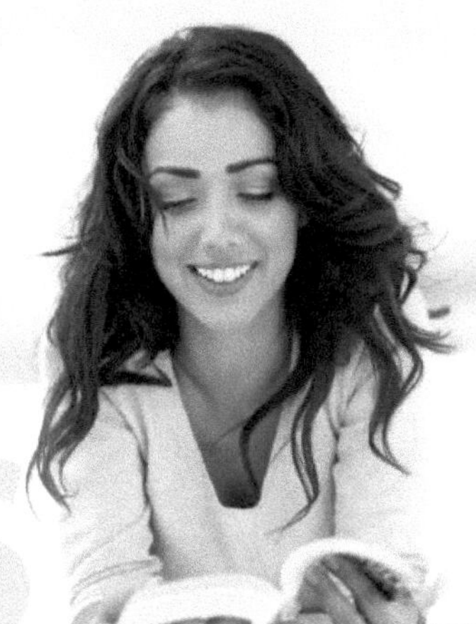

I want morebooks!

Buy your books fast and straightforward online - at one of world's fastest growing online book stores! Environmentally sound due to Print-on-Demand technologies.

Buy your books online at
www.morebooks.shop

Compre os seus livros mais rápido e diretamente na internet, em uma das livrarias on-line com o maior crescimento no mundo! Produção que protege o meio ambiente através das tecnologias de impressão sob demanda.

Compre os seus livros on-line em
www.morebooks.shop

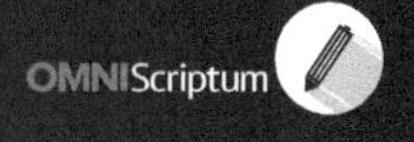

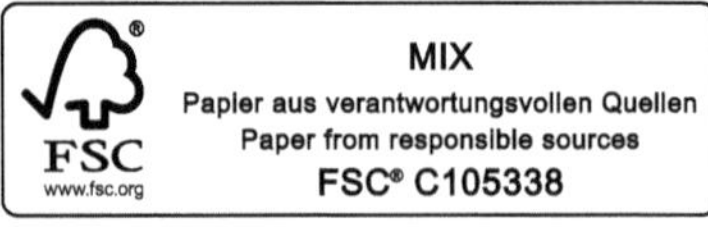

Printed by Books on Demand GmbH, Norderstedt / Germany